时 节 有 道

二十四节气养生

彭 亮 编著

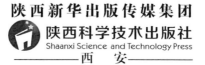

陕西新华出版传媒集团
陕西科学技术出版社
Shaanxi Science and Technology Press
——西 安——

图书在版编目(CIP)数据

时节有道：二十四节气养生／彭亮编著. —西安：陕西科学技术出版社，2022.6

ISBN 978 - 7 - 5369 - 8452 - 3

Ⅰ.①时… Ⅱ.①彭… Ⅲ.①二十四节气 - 关系 - 养生(中医) Ⅳ.①R212

中国版本图书馆 CIP 数据核字(2022)第 081200 号

时节有道:二十四节气养生

SHIJIEYOUDAO:ERSHISIJIEQIYANGSHENG

彭 亮 编著

责任编辑	侯志艳　高　曼
封面设计	曾　珂

出 版 者	陕西新华出版传媒集团　　陕西科学技术出版社
	西安市曲江新区登高路 1388 号 陕西新华出版传媒产业大厦 B 座
	电话 (029)81205187　传真 (029) 81205155　邮编 710061
	http://www.snstp.com
发 行 者	陕西新华出版传媒集团　　陕西科学技术出版社
	电话(029)81205180　81206809
印　　刷	广东虎彩云印刷有限公司
规　　格	787mm×1092mm　　16 开本
印　　张	16
字　　数	200 千字
版　　次	2022 年 9 月第 1 版
	2022 年 9 月第 1 次印刷
书　　号	ISBN 978 - 7 - 5369 - 8452 - 3
定　　价	78.00 元

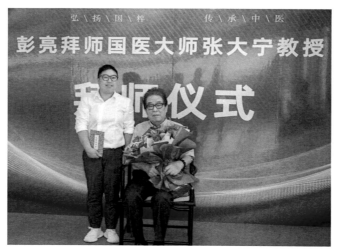

国医大师张大宁教授（右）和作者彭亮女士的拜师仪式

张大宁，天津市中医药研究院名誉院长、主任医师、教授、博士生导师，国家级名老中医，中医肾病学国家授衔专家，首批享受国务院特殊津贴专家。他提出"心—肾轴心系统学说"和"肾虚血瘀证与补肾活血法"理论，现已在除肾病外的多种病症中得到广泛应用。

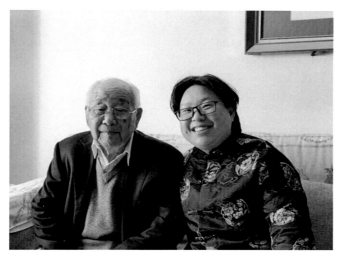

国医大师、国药泰斗金世元教授（左）和作者彭亮女士合影

金世元，北京卫校中药学科主任、主任中药师，中华全国中医学会中药学会副主任委员、中国药学会中药和天然药物学会委员、北京中医学会常务理事、中药专业委员会主任委员、北京市新药审评委员会委员、《中华本草》编委等职，对中药的鉴定、炮制、制剂等有丰富经验。

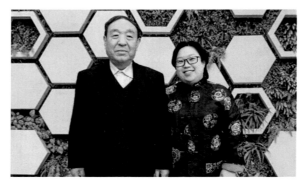

国医大师李佃贵教授（左）和作者彭亮女士合影

李佃贵，现任河北省中医院名誉院长、脾胃病一科著名专家。擅长治疗慢性萎缩性胃炎、伴肠上皮化生及异型增生、溃疡性结肠炎、消化性溃疡、胆囊炎、肝硬化、脂肪肝等。

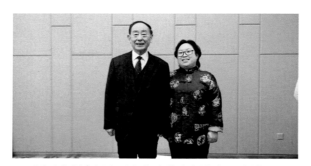

国医大师唐祖宣（左）和作者彭亮女士合影

唐祖宣，现任邓州市中医院院长，河南省中医院唐祖宣工作室知名专家。擅长运用益气化瘀、温阳益气、清热解毒等方法治疗血栓闭塞性脉管炎、静脉血栓形成、糖尿病性坏疽等，享受国务院颁发的政府特殊津贴。

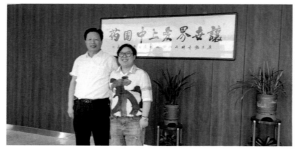

黄明安教授（左）和作者彭亮女士合影

黄明安教授，湖北省中医院名医堂名医、中医药发展研究中心主任、湖北中医药大学教授，博士生导师、华中科技大学同济医学院博士生导师；擅长内科病、脾胃病、妇科病、心血管、便秘、哮喘、咽炎、肺病、高血压、失眠、更年期综合症等疑难杂症的辨证论治。

序

PREFACE

言

彭亮编著的《时节有道：二十四节气养生》一书，共有二十四章，每章对该节气进行了详解，民俗、常见的健康问题及调养、养生要点和药食同源方法均论述地深入浅出，对每一个人，尤其是对于年龄偏大者，的确很有用，能够了解在不同季节，我们的衣食住行该注意些什么。养生就要"顺四时，适寒暑"，养生机理是根据"天人合一"的思想，人体生命活动应当与大自然的节律变化相适应，才能保障健康长寿。

二十四节气是上古农耕文明的产物，它在我国传统农耕文化中占有极其重要的位置，其背后蕴含了中华民族悠久的文化内涵和历史积淀。二十四节气既是历代官府颁布的时间准绳，也是日常生活中指导农业生产和人们预知冷暖雪雨的指南针。二十四节气从古至今对人们的生活、文化有着很强的实用价值。医生遇到的季节病和中医养生需要预防的病也截然不同。所以，治病和养生简单地跟着四季走还不够，更应跟着节气走。

每个人都是自己身心健康的第 1 责任人。该书对每一个节气都有什么特点，如何才能遵循节气的变化来达到养生的目的做了详细阐述。针对现代人的生活特点和体质特点，提出二十四节气日常养生方案，讲解每一个节气的气候特点和养生总原则，介绍最适宜的养生方法以及与节气结合的饮食养生指南，全家老少都适宜。无论是防病治病还是强身健体及适时养生，该书都有较强的实用价值！

　　人作为自然的组成部分，应与四季"春生、夏长、秋收、冬藏"的主旋律合拍，这就是养生。二十四节气养生的好处，一是消除疲劳：人体的精气神皆内守于五脏，若五脏安舒，则气血和调，体温、血压、心率均相对平稳，呼吸及内分泌也正常，使代谢率降低，体力得以恢复，所以进行节气养生具有消除疲劳的作用。二是促进发育：儿童也需要节气养生，这些养生方式与儿童生长发育密切相关，适当地进行养生能使儿童的生长速度增快，所以保持适当、合理的养生是儿童身高增长的条件之一。三是有利于美容：养生对皮肤健美有很大的作用。这是由于在节气养生的过程中，皮肤表面分泌和清除过程加强，毛细血管循环增多，加快了皮肤的再生，使得皮肤因劳累过度所造成的颜面憔悴、皮肤出现的细碎皱纹在养生过程中得以恢复。所以说，节气养生也是皮肤美容的基本保证。四是保护大脑：进行节气养生，保证充足睡眠，使大脑的耗氧量大大减少，合理的节气养生有利于脑力的回复以及脑细胞能量的储存，帮助恢复精力，提高脑力效率。五是增强免疫：进行节气养生不但是智力、体力的再创造过程，还是疾病康复的重要手段。节气养生的一系列过程中能使身体发生很多变化，产生更多的抗原抗体，增强机体抵抗力，因此现代医学常把节气养生作为一种治疗手段，用来治疗顽固性疼痛及精神疾病。

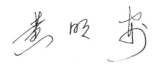

2022 年 6 月 12 日

前
FOREWORD
言

春雨惊春清谷天
夏满芒夏暑相连
秋处露秋寒霜降
冬雪雪冬小大寒

2016 年 11 月 30 日，中国的二十四节气正式列入联合国教科文组织人类非物质文化遗产名录。二十四节气是中国人所特有的时间轴，早在汉代的《太初历》就已经把二十四节气正式纳入历法。二十四节气起源于黄河流域，古人根据天地运行规律来确定四季循环的起点与终点，并划分出了二十四节气。从天文学角度看，太阳与地球的相对位置从 0 度起每改变 15 度，所经历的时日称为一个节气。每年运行 360 度，共经历 24 个节气。千百年来二十四节气不仅为农事生产提供了科学依据，而且还与人们的生活、健康、疾病密切相关。中医主张天人相应，认为人的养生应该与四季的变化相协调，因此人体随着一年四季的气候变化而变化。

春生、夏长、秋收、冬藏。如果违背自然规律，人体就可能产生疾病。《黄帝内经》说："四时阴阳者，万物之根本也，逆之则灾害生，从之则苛疾不起。"

四时就是四季，我们要顺应四季的阴阳变化，不能违背自然规律，否则身体就会产生疾病，而如果适应了这个自然规律，那可能连小病都不会产生，身体的健康自然就有了保障。中医讲究天人相应，著名的中医三因理论为因人、因时、因地用药，遣方用药时常需考虑这三个方面。健康问题一定有因果，提前做预防，也就是适应自然的规律，这样就减少了疾病的发生。

彭　亮

2022 年 6 月 14 日

目

CONTENTS

录

第二十四章　大寒

第
一
章

立春

天地皆俱生
立春春天到

　　立春到了，开启了我们"春养肝"的生活。春天到，天地皆俱生。春天是万物复苏，气温回升的时节，万物开始了一年的生长发育的过程。

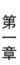 1　立春节气详解

　　《月令七十二候集解》中这样写道："立春，正月节，立，建始也，五行之气往者过来者续于此，而春木之气始至，故谓之立也。""立春，正月节"指立春是正月的一个节日，有可能是春节前，也有可能是春节后。很多人都认为只有特定的时日才是立春，其实我们每个节气都几乎是两周的时间，也就是说从某一天开始了立春的节气，之后有近十几天的时间都称作立春。"春木之气始至"这句话与

1

中医的养生观密切相关，春天属木，对应人体的肝，而自然界自立春时节开始了生发之气，大地回春，万物复苏，阳气始生的季节将要到来。

2 民俗

民间谚语有"吃了立春饭，一天暖一天"。立春是阳气始生、阴气下降，白天变长、晚上变短，气温逐渐变暖的一个节气。

到了立春还有一些民俗，例如吃春饼、炸春卷，这些民俗在北方比较普遍。春饼里要放入豆芽，根据个人的习惯放入黄豆芽和绿豆芽。人们在夏天的时候喜欢吃绿豆芽，但是为什么会在冬天还没有过去的立春时节也要吃它呢？因为冬天是进补的季节，冬季吃得太好了，食用清爽的菜品如生发阳气的豆芽则可以清热解毒、利湿、养阴。还有一个民俗，知道的人可能不多，那就是春盘。古人在立春这一天，用葱、姜、蒜、椒、芥5种食材做成食物，人们进食这些食物来补益身体。当然，由于地区的差异，民俗习惯的不同，春盘的内容可能有差异，但只是在立春的这一天，吃春盘成了一些地方的民俗习惯。

冬天是进补的季节，很多人吃的食物比较难消化，而冬天里人们的活动量又相对减少，身体中自然会产生一些"内热"，古人称之为浊气。这种浊气需要发散和排泄出去，以减少疾病的发生。但是要食用什么样性味的东西来发散这些浊气呢？那就是辛味的东西。因为中医认为酸、苦、甘、辛、咸这五味中的辛味具有发散作用，所以古人用辛辣的食物来发散体内浊气，也起到了"治未病"的作用。

3　立春时节常见的健康问题及调养

立春到，预示着春天来了，天地俱生，万物以荣。但是在我国的北方地区，立春时气温依然很低，并没有真正进入春天。那么，在这样一个春寒料峭、乍暖还寒的初春时节里，会有哪些疾病流行？中医又是如何治疗这些疾病的呢？

冬天到夏天之前的由阴转阳、由寒冷变成温暖的过渡期，就是春天。到了立春，对于预防疾病，要考虑到"风"。中医认为，导致疾病的原因分两大类，一类是外来的，叫外感六淫邪气。风、寒、暑、湿、燥、火，"风"为百病之长，"风"在外感六淫邪气里排第1位。从这点来说，春天要重点预防呼吸道疾病。因为到了立春，早晚温差变大，因季节的变化，尤其是老人、小孩、慢性病患者等免疫力差的人群，很容易受到疾病的侵袭。

病例举隅：有一个8岁男孩，因患感冒，高烧了3天，体温达39℃多。这名患儿整个冬天都没感冒，到了春天却突然患病。这是由于季节变化时，小孩的抵抗力差，而多数家长觉得在冬天预防感冒是应该的，但到了春天，家长们就放松了警惕，再加上冬天里小男孩吃得过于丰盛，导致内热、浊气产生。先有内热，后有外感，就是小孩易感冒的一个诱因。所以这名患儿发烧了3天来就诊时，还伴随着咳嗽的症状。中医看病注重望、闻、问、切四诊。望人体的外在表现，包括舌苔；闻声音和气味；问诊时患儿往往回答得不准确，所以闻诊和望诊就显得尤为重要。因此需要通过闻诊和望诊来判断这名患儿的疾病发展到了什么程度。高烧3天不退，咳嗽逐渐加重，咳嗽有一些"空"的声音，几个方面综合，考虑疑似肺炎。肺炎的咳嗽、感冒的咳嗽、支气管炎的咳嗽是不一样的，而这个发出"空空"的声音是从肺里而出。于是医生让他做了一项检查，照了一张胸片，确诊为支原体肺炎。还有一个患儿，总结为"一盒冷饮惹的祸"。男孩7岁，有哮喘病史，平常很注意，尤其是冬天寒冷的季节，保暖做得很好，所以就没有犯病。冬天过了却放松了警惕。小孩爱吃冷饮，一整个冬天都没吃一盒冰激凌，立春来了，他觉得春天到了就可以吃了，趁着家长不在，便偷吃了一盒冰激凌，结果就引起哮喘复发。《黄帝内经》里说："形寒饮冷则伤肺"，形寒是指身体受寒，穿得很少，就容易感冒；饮冷即吃凉的、喝凉的，就会伤肺。中医认为肺的特性是宣发，肺主一身之气，遇到寒冷的天气就会闭塞不通，从而导致哮喘的复发。从另外一个角度解释该病机的话，当归属小孩儿的"纯阳之体"。有孩子的家长可以观察自己孩子纯阳之体的特点，三五岁的小孩，甚至七八岁的小孩，放学到了家中，不管是木地板还是水泥地板，他们都爱脱袜子，小脚丫即使在冰凉的地上来回走，也会出汗，这就是纯阳之体。小孩多为热性体质，多热症、多实症、少虚症、少寒症，所以小孩从生理特点来讲偏爱吃凉的食物，家长稍不注意，他就吃凉的。当然还是与天气有关系，立春的天气还是很冷，患儿放学回来时在室外受了寒，又吃了冰激凌，两者结合起来内外皆寒，就导致哮喘发作。

从这点我们得知，立春节气，阳气始升，它只是刚刚开始变暖，但还没有真正达到我们可以吃冷饮、穿春装的气温。所以在这个时候我们仍然得继续防寒保暖，并且还要预防呼吸道疾病的发生。

一年之计在于春。对于养生亦是如此，如果春天的保健养生工作做得好，就能为一年的健康打下良好的基础，预防胜于治疗。在立春时节，我们在防风邪的同时，还要注意防肝火。一到春天人的肝火就会旺盛，春天对应人体的肝，立春时自然界的生发之气与肝主升发的效能相统一。这个时节导致疾病的原因，第 1 类是外感六淫邪气，第 2 类是内伤七情，怒伤肝，所以到了这个季节，肝气的升发不能被束缚，不要遇到坎坷就出现大的情绪波动，有这样一个实例，一天我在办公室里听见楼道里有踢门声，于是出去看，原来是一个小伙子正在踢卫生间的门。我问他："你怎么啦?"他说："烦！我来了一个小时了，因为我排到 40 多号，我知道一个小时到不了我，但是我控制不住，我好像没地发泄。"踢门作为他发泄肝火的一种手段，这算是当代年轻人的一个缩影。春天在自然界代表着升发，人体有肝火，火往上走。由于"升发"，所以春天发肝火的人就多。城市里开车、学习、工作可能碰见这样那样的事情，肝火在其他季节可能相对少一点，但在这个季节，由于冬天的闭藏养生，积攒的过多能量就会开始发泄，碰见不顺心的事就会变成导火索，再加上肝主怒，容易爆发怒火，所以在春天由肝火引发疾病的病人越来越多。从这点来说，在春天到来之际的立春时节，也应该防肝火旺盛。

肝有以下几个功能：一是肝主疏泄。疏泄为疏通、畅达的意思。中医认为人体的气机的调畅跟肝有关系。这里的疏泄包括了 3 个方面：①胆汁的疏泄，很多病毒性肝炎都出现黄疸，中医认为是因为胆汁疏泄出现了问题，产生了湿热；②脾胃消化功能的疏泄，脾气主升，胃气主降，但是受肝的影响可以引起其消化功能出现异常，造成肝脾不和、肝胃不和；③情绪的疏泄，易发肝火是因为肝主疏泄的功能出现了异常，出现了肝火的过旺表征。二是肝主藏血，肝有储藏血液和调节血量的作用，面部血液运行充足时，表现为面色红润光泽，而若肝的疏泄功能不正常了，气机不调，血行不畅，血液瘀滞表现在面部则为面色发青或发黄褐斑。三是肝主筋，这里的筋为肌腱、韧带、筋膜，我们常说的"抽筋了"，现在很多人认为可能是缺钙，但中医认为还有肝主筋的功能得不到充分发挥的原因，也就是说肝血不足不能濡养筋脉就会出现抽筋，所以在春天要了解肝的功能，才能使肝的疏泄功能和升发之气得到充分的利用，这样肝病就会减少，肝火发生的概率就会降低，人的心情就会更舒畅。

立春以后，人体中的肝气的生发需顺应自然界的生发之气。所以在这时家长应尽量少批评孩子，因为肝最大的特点，是不喜束缚，一旦被束缚就容易肝郁气滞，所以尤其是在吃饭的时候不要批评教训孩子。分享一个小孩厌食病例：其家长因他学习不好，考试成绩总是在及格线以上没几分，经常批评他，特别是常在吃饭的时候批评他，家长的做法最终导致孩子得了厌食。从这点来说，自然界生发之气和肝气的升发，都应该得到重视，不管是大人还是小孩儿。所以这个季节养生应重视"生"。

《黄帝内经》形容春天说："**春三月，此谓发陈，天地俱生，万物以荣，夜卧早起，广步于庭，被发缓形，以使志生**"，意思是春天这3个月是万物复苏的季节，"天地俱生，万物以荣"，万物到了春三月生发之际就迎来了欣欣向荣的景象。早晨锻炼很多人有一个误区，走得特别快，其实遵循"夜卧早起，广步于庭，披发缓形"，到了春天这3个月锻炼不用那么着急，做什么事情慢慢来，锻炼为的是有一个好心情。所以早晨起床以后"披发缓形"慢慢走，按现在的话就是散步。"以使志生"，志为情志，这里是讲锻炼会让我们拥有良好的心态，这样就做到了情志方面的养生，体内肝火就少了，人的精神状态也就会变好，这是精神养生的范畴。这段话也说明了运动养生跟精神养生是相统一的。

4 立春时节的养生要点

捂、升脾阳

春天是生发的季节，立春时节人体养生的重点应该是"生"，那么为什么还会有"春捂秋冻"的说法呢？春天为什么要"捂"呢？其实有两个含义，第一是冬春季节寒冷还没有过去，所以适当地"捂"其实是预防呼吸道疾病；第二是因为春天的生发之气太过，因此适当地控制情绪，控制生发的自然界之气和人体的肝气，有利于肝功能的正常发挥，能防止肝生发太过造成的肝火过旺从而利于我们春天的养生。所以"春捂秋冻"做好了，就可以预防呼吸道疾病和肝气升发太过的肝火。"捂"时需要注意以下几个方面：一、立春到来后，不要减衣服太快。温差比较大的早晚则要及时地增减衣服，大风又逢降温时加衣，天气比较暖和的中午也要适当地减衣服。二、对于老人和儿童，还有头发比较少的人群，帽子要多戴一段时间。大脑对人体至关重要，经络、穴位在头顶分布非常多，所以大脑这个重要的部位也需要"捂"来保护。三、对于有特殊疾病的人，"捂"就更重要了。比如有颈椎病的人和有腰椎病的人，腰部和颈部的保暖非常重要。很多爱美的女孩，通常穿的衣服比较短，一弯腰就会露出皮肤，这样不利于养生保健，尤其是在冬寒还没有过去的立春，千万不要这样做。四、春捂捂下肢。一方面因为下肢关节部位脂肪含量比较少，另一方面从阴阳的角度来讲，上属阳下属阴，从季节来说，立春寒气逼人，所以说也需要保暖，再者《黄帝内经》中说"寒从足底生"。三点结合起来告诉我们下肢保暖也非常关键。男人属阳，女人属阴，对于女性而言，从 4 个方面来说都需要捂。

但是现在都市里的许多时尚女孩往往一到了立春就迫不及待地脱去了冬装，换上春装，下肢往往穿得特别薄，甚至很多年轻女孩仗着自己的阳气比较充足，整个冬天都不穿秋裤，但是这对于未来的身心健康并无益处。"捂"也是立春养生的最主要内容之一，但还有一点需要注意——要防过捂。中医养生需掌握"度"，对度的把握很关键。春捂当然不是穿得越多越好，要适度。冬装不要过早地换掉，衣服穿得不要过紧，因为穿的瘦腿裤若是捂得很紧，不利于下肢的血液循环，所以春捂防止过捂。最后一点，下肢的运动要适度。可以用双手适当地按摩下肢，自己晚上睡觉前按摩下肢，运动前适当活动肢体，运动后按摩一下自己的下肢小腿肚等，这些都是很好的预防疾病的春捂方法。

　　立春养生的第二点：升脾阳。胃主受纳脾主运化，胃接受食物，脾消化食物，而脾气主升，胃气主降。春天自然界之气生发，肝气也升发到了脾，脾阳会带来升发之气。而由于五行的相生相克的关系，肝克脾土，肝火过旺的时候会克脾，所以患肝病的病人都有脾功能的异常，比如腹胀、厌食、腹泻、下肢酸疼、浑身没力等。脾为后天之本，人体主要的营养来源靠脾的消化吸收。脾的功能下降了，人的后天之本便会受到影响，于是出现疲劳，这是因为脾主肌肉四肢。这时候饮食要少吃酸的，适当多吃甜的。因为肝克脾土，酸是入肝的，甘是入脾的，本来春天就是肝气升发，肝火容易大，如果肝火大了，就会欺负脾，这是五行相克的关系。所以脾的功能要保护好，防止肝欺负它，而脾的功能保护好了，又能运化人体营养物质。所以《黄帝内经·素问·藏气法时论》中说："肝主春……肝苦急，急食甘以缓之……肝欲散，急食辛以散之，辛补之，酸泻之"。肝容易发火，我们食用甘味也就是甜的东西缓和发火的情绪，肝气也不能集中地往上走，要欲散，要使肝气得到很好的疏解，也就是疏肝理气才能使肝火不至于过旺，不至于造成疾病或加重疾病。尽量地少吃一些偏酸的食物，比如牛肉、羊肉、蛋黄、乳酪，多吃一些甘味的食物，如大枣、山药，还有一些蔬菜如菠菜、韭菜等，春天的韭菜还是不错的，它有助于阳气生发，春夏养阳，秋冬养阴。

5 立春时节推荐的药食同源方

中医对吃的讲究有很多，在这里给大家详细地介绍 3 个原则。中医认为药食同源，民以食为天，我们吃东西一定要讲究一个原则——四气五味。四气即寒、热、温、凉，寒是凉之极，凉是寒之渐，热是温之极，温是热之渐。用中医的阴阳来解释，食物分为寒性和热性两种。自然界有这么一个说法，叫春温、夏热、秋凉、冬寒。食物也有寒热，所以要遵守这个原则，春夏的时候要多吃寒凉的食物，春天吃凉的，夏天要吃寒的，冬天要吃温热的食物，这就是遵循"四气"原则。"五味"即酸、苦、甘、辛、咸五种味道，对应五脏，对应五行，"五脏"为肝、心、脾、肺、肾，"五行"为木、火、土、金、水。五味的酸、苦、甘、辛、咸中，苦味入心，咸味入肾，这样理解的话，就是第 1 个原则。药食同源中要讲究寒热，不要过多地吃反季节食物，也就是饮食的第 2 个原则，尽量吃应季的蔬菜水果。为什么要吃应季的？就人体适应能力而言，人体偏向于适应这种应季食物。如西瓜属寒凉的水果，夏天产的，在冬天的时候我们虽然能吃但是应尽量少吃。很多年轻的小伙子，夏天吃半个冰镇西瓜都没事，到了冬天还吃，那么脾胃一定是会受寒的。第 3 个原则要以吃当地的蔬菜水果为主，我们经常说一方水土养一方人。有这么一个病例：一个重庆人到北京工作了十几年，他说，现在他都不能吃辣的，在重庆时候天天吃辣的不上火，而现在偶尔吃一次辣的，要是吃多了赶上北京气候比较干燥的时候，就会长很多青春痘。南方气候湿润、降雨量大，而北方多风、少雨、气候干燥，辣椒在空气湿润的环境下可以燥湿，所以在重庆多吃点辣椒，对身体无大的害处，但到了北方多吃就不行了，这就是一方水土养一方人。食疗的原则也应该遵守每个地区饮食的习惯，要在不同的地区吃不同的食物，这就是食疗的第 3 个原则。遵守这些原则，对于人体来说，食疗养生可能就做得比较到位了。

食疗养生还有 3 条主线，什么叫 3 条主线？比如水果蔬菜可以补充维生素和营养物质，水果蔬菜叫平衡线，一生都要吃，不是只吃哪一种，而是都要吃，这是一条平衡线。第 2 条线叫脂肪蛋白质的下降线。大鱼大肉或脂肪含量过高的食物，摄入量要逐渐下降。随着年龄增长，人的五脏六腑的消化功能也会下降，这类型的食物就不要吃得太多了，太多了不好消化。第 3 条是五谷杂粮上升线，五谷杂粮中粗纤维比较多，可以促进肠道代谢产物的排出，所以五谷杂粮要适当地多吃，并且要随着年龄增长，吃得更多一点，这对人体非常有好处。

脏躁其实是一种癔症，是当患者精神受刺激时，引发的一种意识性的精神错乱，古人称脏燥。大枣具有健脾、补血、安神的作用，脏躁的人用枣可以起到镇定、控制情绪的作用。但是立春为什么要吃枣？肝是可以克脾土的，肝火在立春高发，生发是自然界之气，而吃枣不仅可以抑制肝火过旺，又可以防止肝欺负到脾脏。民间也有这样一句话，"日服三颗枣，百岁不显老"。在这里要强调一个小小的误区，很多人觉得枣是补血的，这的确没有错，但是在方法和途径方面有误区，人们觉得吃枣可以直接补血，而实际上枣的作用更多是健脾，脾为人体的气血生化之源，人体所需营养物质的来源主要靠脾胃的功能，脾胃通过食物的消化吸收，供给人体营养，所以枣是通过健脾吸收了比较充分的营养物质，达到补血的目的。这就提示我们枣在日常生活中扮演着必不可少的角色。

立春时节推荐的食疗药物及方子：

（1）大枣

立春这个时节要介绍一个药食同源、既是中药又是老百姓都吃过的一种食物，大枣。

《中华人民共和国药典》（2015年版）记载大枣：

性味与归经：甘，温。归脾、胃、心经。

功能与主治：补中益气，养血安神。用于脾虚食少，乏力便溏，妇人脏躁。

（2）芪精大枣汤

黄芪、黄精、大枣各适量。黄芪补气，是一味非常好的提高免疫功能的补阳中药，黄精可以发挥健脾、补肾、润肺的作用，五脏它补了三脏。再加一味大枣，然后煮水喝。但是该方对于大便干燥、热症明显的人禁用。

（3）铁皮石斛枸杞汤

铁皮石斛、枸杞子、桑葚、红枣各适量。铁皮石斛具有滋阴降火、提高免疫力、补益脾胃等功效，在本方中的主要作用是降肝火、健脾胃，立春节气需要用其来提高免疫力；枸杞子，甘，平，归肝、肾经，在这里主要起到了平补肝肾的作用；桑葚，始载于唐朝的《唐本草》，中医认为桑葚味甘性寒，入心肝、肾经，有滋阴补血的作用，并能治阴虚津少、失眠等，另据许多古典中医文献记载，其还具有"利五脏关节，通血气，安魂镇神，降压消渴，令人聪目，变白不老，解中酒毒"等功效，现代医学临床证明：桑葚有很好的滋补心、肝、肾及养血祛风的功效。再加上大枣，该方就是适宜立春时节的食养方——铁皮石斛枸杞汤了。

（4）青果萝卜茶

立春时节患上呼吸道感染、流行性感冒时，推荐该方，鲜青果、鲜萝卜煮水，代作茶饮。

第二章

雨水

养生防风邪
雨水节气到

雨水是紧随立春的一个节气，从这个节气开始，天气逐步回暖，降水量逐渐增多，春意渐浓，万物开始萌动，但是在我国北方地区冷空气活动仍然比较频繁，早晚温差较大，容易发生"倒春寒"的现象，对人体产生危害。

 1 雨水节气详解

《月令七十二候集解》中这样写道："**正月中，天一生水。春始属木，然生木者必水也，故立春后继之雨水。且东风既解冻，则散而为雨矣。**"

立春以后，雨水对木的生长发育来说是必需的，所以立春后降水充足，对于树木的生长发育很有帮助。而且这时候东风来了，河床开始解冻，则散而为雨，也就是大气的循环，从解冻的河水变成了雨水，从而开始降雨。

对于雨水节气，很多人的理解是大地开始回春，万物开始复苏了，而中医则说雨水节气阳气开始上升，阴气逐渐下降。春天的气象，真正到了雨水这个节气显得尤为突出，相较于立春的节气，应该说气温又有所升高。而雨水的节气，从字面上理解与降雨有直接关系，但实际有 2 层意思：一是大地回春，气温上升，万物复苏；二是雨水，到了这个节气，从降雪过渡到了降雨，也就是说，降雪越来越少，而降雨越来越多了。从中医的角度讲，这个节气是阳气更加充足的节气。

2 民俗

民 谚
七九河开，八九雁来

民间谚语**"七九河开，八九雁来"**，真正地表现了春天的到来，也就是雨水节气。这个节气中降雨量的多少，跟农事有直接关系。"春雨贵如油"，所以雨水这个节气到来了，降雨一充足，那么一年的收成，尤其夏天的农作物的生长就有了保障，如果这时降雨比较少，那对于农作物的返青就有了一定的影响。

民间也有这样的说法：**"雨水落了雨，阴阴沉沉到谷雨。"**这句话的意思是说雨水节气到来的时候，如果下雨，在之后的百天之内，天气都会是阴沉沉的，这只是一个民间说法，其实不见得 100 天之内因为雨水节气的降雨，就会出现这样的天气，自然界的气候是千变万化的。

3 雨水时节常见的健康问题及调养

在雨水节气前后，我国北方地区冷暖空气活动剧烈，早晚温差较大，很容易出现倒春寒的现象，导致人体产生各种疾病。

雨水节气预示着春天的真正来临，看似自然界应该到了大地回暖的时候，但是乍寒乍暖的"倒春寒"，仍时不时地出现。中医认为，季节的交替往往可以造成疾病的产生。也就是说，在早晚温差大，一会儿冷、一会儿热的情况下，很多人往往不注意，从不更改着装，不顺应自然的规律，就很容易患上一些疾病。春天是多风的季节，风又可以造成汗孔的开合，如果汗孔的疏泄功能没有得到很好的保障，就导致汗孔关闭失调。天气频繁地变换，如果我们不注意保护身体，很容易就会患一些外感性疾病。而雨水过后，大部分地区的温度都回升到 0 ℃以上，自然界的升发和肝气的升发在这个季节就表现得尤为突出了。中医又认为春天对应人体的肝，肝气的升发在这时候非常明显。所以升发之气，加上自然界的升发，在人体的上部，尤其是头部就容易产生很多疾病。

有这么一个病例：一位乙肝患者，通过一年的乙肝治疗，病情基本稳定。他说："我这个乙肝，现在恢复得不错，关键我有一个意外的收获，那就是我患神经性头疼已经都有五六年了，居然在治疗乙肝一年以后好了。"他说在治疗乙肝将近 8 个月以后就再也没出现过头痛，原来每个星期都要犯一次，很严重，需要吃止痛片才能止住他的头痛。这种头痛大多数都为紧张性头痛和功能性头痛，还有气滞血瘀造成的头痛。血管神经性头痛，在临床上非常常见，男女都可以发生。这名患者为什么治疗肝病后，头痛竟然也好了呢？这就是中医治疗疾病的整体观带来的效果。中医治疗疾病更多的是把人看作一个整体，治疗疾病的过程，实际就是调理整个身体的各个方面，从而使脏腑的功能达到一个非常好的状态。所以中医治疗疾病时不是说得了肝病就只治肝，而不考虑别的脏腑。中医认为人是一个整体，当疾病出现在肝，而肝经的走行最终是到了头顶，所以出现的是以头顶痛为主，称作"足厥阴肝经，上颠籤脑"。所以说，头痛是厥阴经的头痛，这个患者的头痛好了的原因，是他在治疗肝病的过程中，肝经的走行顺畅了，也就是说肝经气滞血瘀的状态得到了缓解。

当然，头痛可不是只有春天发生，这种头疼一年四季都多见，只是春天发病率相对高一点，人们感觉更明显一点。

还有一个病例：头痛的女性患者比男性要多。这位病人是一个才 23 岁的女孩，每次来月经前都会头痛。这种疼痛叫经期头痛，现代医学认为其跟雌激素有一定的关系，而中医则认为其更多跟气滞血瘀、肝肾阴虚、肝阳上扰等有关系。每次来月经之前就开始头痛，月经一来头痛就好了，甚者这种头痛还伴随着腹痛，也就是我们经常说的痛经。这个女孩头痛和痛经两个症状全出现，所以特别影响生活和工作。而实际上头痛跟气滞血瘀、肝火上扰有直接关系。综上所述，这种头痛，跟春天的节气和自然界的升发之气有直接关系，而到了其他季节，这种头痛可能跟（自然界）升发之气关系就不是特别紧密。

头痛既是一种症状，也是一种疾病。这个章节讲得更多的是跟肝有关的头痛，其在临床上男女都可能发生。中医认为自然界的气候特点跟发病也有关系，正是所谓的"天人相应"。如前所述，春天是多风的季节，所以风邪跟头疼也有直接关系。而风有外风和内风：外风都是自然界之风，其在外感性疾病中比较多见，比如风寒感冒、风热感冒；内风多与肝有关系，叫作肝风内动。我自己就碰到这么一个例子：有一次我们在外面聚会，一位朋友的母亲，85 岁的高龄，在家里看着电视，这位朋友正跟我们聚会时，保姆给他打电话紧张地说："你母亲刚才大喊大叫地，说不认识我，现在又睡着了，躺在床上，我怎么叫都叫不醒，怎么办呢？"我当即就认为老人应该是中风，也就是现代医学说的脑血管意外、脑卒中，就让保姆去药房买了安宫牛黄丸，然后将药化了，因为这种神志不清的患者不可能自主吃药，化了的药水可以直接喂进去。保姆照做，喂完 1 个小时以后，朋友回到家一看，母亲坐在沙发上看电视，他问保姆喂药有多长时间了，她说喂了大概有 45 分钟了，这就是安宫牛黄丸的奇效。

对于安宫牛黄丸，中医认为，该药中的"宫"指的是心包中藏着一个心脏。保护心脏是我们每个人都应该特别注意的事情，中医把心脏称为君主之官，心脏不能出现任何故障，心脏要是出了事，五脏六腑就瘫痪了。安宫牛黄丸在临床中的应用非常广泛，但是只适用于热入心包，神昏谵语。针对热症，它有清热解毒、镇惊开窍的作用。但是现在很多人把安宫牛黄丸当作保健药，因为有一种说法是每年吃一丸安宫牛黄丸就可以预防脑血管意外，这绝对是个误区。中医在诊疗疾病时非常严谨，讲究整体观念，辨证论治，有适应的证才能用相应的药，不能随便用药。而安宫牛黄丸是一种救急药，而救急药平常怎么能当成保健药来吃呢？安宫牛黄丸确实能够起到马上治疗脑血管意外和神昏谵语的热证、实证。用到巧妙之处，辨证准确时可以立竿见影，起到很好的疗效。温病学家吴鞠通在《温病条辨》这本书里写道**"芳香化秽浊而利诸窍是咸寒保肾水而安心体，苦寒通火腑而泄心用"**。"芳香化秽浊"是说它可以开窍，对于晦气、痰迷心窍等都可以起到开诸窍的作用，可以让不通的地方通窍。"咸寒保肾水"，肾为先天之本，"保肾水"就是保了先天，而"安心体"就是安五脏六腑中的君主之官——心脏，让心脏安静下来，没有不利的事情出现，没有疾病的产生，自然而然疾病就得到了控制。"苦寒通火腑"是说这个汤药是苦寒的，所以不能作为保健品来吃，实际上它对于热证、实证效果最好。我们一定要按照安宫牛黄丸发明人的想法和辨证的思路将其应用到急症、热证、实证中，这样才能达到"用当通神"的目的。

从朋友母亲的症状来看，她的中风应该是内中风，脑血管意外。对于外风，《黄帝内经》曰**"虚邪贼风，避之有时"**，意思是外感的风是六淫邪气之首，这种风邪我们知道回避。而内风中平时更多见的是肝风，所以平肝、疏肝、清肝等的方法都是想让肝舒缓安静下来。因为肝风内动，很容易造成疾病的产生。

有这么一个病例：有一个 13 岁的小孩，每天晚上睡觉前，似睡非睡的时候他的头会往右边歪，自动地摇，只往右边，10 分钟左右缓解，有时候 5 分钟就会缓解。小孩的父亲非常着急地叫醒他，问他为什么摇头，小孩回答自己并不知道睡觉时会摇头。后来家长带他做了相应的检查，但是大脑检测结果都很正常，于是最后来看中医。这个小孩的症状也属于"肝风内动"。中医师用镇肝熄风的方法开了方剂，小男孩服用半个月的中药之后痊愈。

以上总结了 3 个病例，都是大脑出现的疾病，与自然界升发之气和肝气的升发有直接关系。所以从这点来说：第 1 个是厥阴经头汊，同肝阳上亢有关。第 2 个是女性的头汊，与肝肾阴虚、气滞血瘀、肝火上扰有关系。第 3 个是肝风扰动的脑病。综上，虽然一年四季都见得着头汊，但在春天能见到这么多类型的头汊，可想而知头汊在临床上诊断的复杂性。但说到头疼、头痛，我们还得对以下词做解释，一个是"疼"，一个"痛"。"头疼""头痛"程度不同，头疼往往是病在表，表达比较轻的状态，而头痛是在里，说得是比较重的状态。头疼在经，头痛在络。生活中经常说你开玩笑打了我一下，我这儿真疼，这是疼在皮肤表面。说我这块儿经常痛，肩周炎时肩部特别痛，那就是在络了。所以疼跟痛程度不同，在临床中要对它们加以区别。

4 雨水时节的养生要点

> 雨水养生重在"通"，日常生活防风邪

中医认为春天对应人体的肝，春天的养生重在养肝，养肝止痛重在经络的疏通，经络影响着人体气血的运行和各个脏腑的正常运作。通则不痛，痛则不通。那么当人体产生疼痛，经络不通时，预防头疼、头痛疾病的时候，更多是用通的方法。

第一，用升温的方法，"寒则闭，温则通"，中医认为"寒"主收引，所以寒冷的冬季或者说立春时降雨的时候，我们穿衣服要保暖，也是为了防止生病。但是人遇到寒冷的时候毛孔是收缩的，通常的说法是"冷得缩成一团了"。而到了炎热的夏天，毛孔通常是张开的。所以寒可以造成闭塞，从而造成经络的不通。冬天更为明显，到了雨水节气，若出现倒春寒时一样可以出现因经络不通导致的疾病，比如头痛。通常因为热引起的头疼多为单纯的经络不通，而由寒引起的，多会症状加重。保暖，让四肢得到很好的春捂，也是保持经络畅通、预防头疼的方法，所以适当地升温可以使人体的经络畅通无阻。疏通经络可以采取针灸的方法，用按摩、艾灸的方法或者用现代激光温灸的方法。这几种方法都可以用温通的方法使经络通行，尤其是使足厥阴肝经的走行得到有力的保证，这样经络通行了，人体闭塞的部分疏通了，头疼就会减轻，甚至可以再配合其他的治疗方法使症状得到一定缓解，这就是用温通的方法达到了"通"的疗效。

第二，多梳头，梳头促进了血液循环，也可以缓解头疼，做到了"通"。虽然谁都会梳头，但是很多梳头的人做不到坚持，最好是每天晚上用水牛角的梳子，没梳子也没关系，用双手10个手指梳也可以很好地达到疏通头部经络的作用。在头部有几十个穴位，通过不断地来回梳头50～100次，可以使头部局部的血循环加速，使不通的部位得到缓解。在雨水节气或者在风邪多发的季节，对人体进行疏通是行之有效的一种自我保健的养生方法。梳头以早晨为好，但早晨大多数人没时间，所以也可以在晚上适当地梳理头发。早晚梳头是不一样的，早晨梳头是因为一夜的睡眠，局部的血液循环变得缓慢，早晨梳头可以激发由于晚间睡眠导致的血液循环、新陈代谢缓慢的状态。而晚上梳头的好处是什么？白天一天的工作有时候不顺利，造成人的肝气不舒，甚至有肝火的产生，因此晚上梳头是一种缓解压力、促进局部血液循环、降低肝火的方法。所以早晚梳头最好，当然没有时间的话，可以选择早晨或晚上梳头一次即可，这对于缓解头疼、预防头疼、缓解压力都是非常行之有效的方法。

第三，在春天的雨水节气里养生还要防风邪。雨水节气到，养生防风邪。风邪最大的特点有3个方面：第一，风邪无处不到。第二，风邪往往间杂着其他的外邪，比如风寒、风热、风湿，风邪可以单独致病，也可以夹杂其他的外邪。比如冬天的风寒感冒，是由风邪和寒邪导致发生。而其他季节出现的风热感冒，是由风邪和热邪导致，风湿是由风邪和湿邪所致。第三，风性善行而数变，所以风邪造成的疾病在临床上非常常见。所以《黄帝内经》给出了最好的解释**"风为百病之长"**，是说风邪跟很多疾病都有直接关系。综上，春天防风邪非常关键。

在早春的雨水时节，风邪随处可在，人体很容易受到风邪的侵扰而产生各种疾病，但如果做好防范措施，它便不会有可乘之机。在日常生活中，预防风邪的侵扰应从生活起居做起，第一是要做到穿衣戴帽防风邪。春天尤其到了雨水时节，进一步升温以后，皮肤的腠理开合频次比较多，穿的衣服也减少，这时候腠理一旦开了以后风邪无处不到，就很容易出现各种因风造成的疾病。我自己就经常出现头痛，这也是由于我的不良习惯引起的。我经常早晨起床以后洗完澡来不及吹头了，湿着头出门，头皮就会跳着疼。因为洗澡的时候温度比较高，汗孔开合，汗孔开了以后一出去，在外边寒冷的刺激下，外邪通过汗孔进入人体以后，汗孔一遇冷就关上，这一关上，外风进入头皮之后出不去，从而造成了见邪留在头皮以内，这时候就出现了头疼。所以在生活中如果不注意这个小细节，也可能会出现因风造成的头疼。生活中我们要注意防风邪，穿衣戴帽要做好，还要继续保持春捂的习惯。另外，在雨水时节我们还要在锻炼中注意保暖。因为很多人觉得春天来临了，已经是第2个节气了，锻炼就随心所欲了，其实不然，雨水时节的倒春寒，或者说在天气寒冷降温的情况下，锻炼的时候就很容易感冒，也很容易造成肢体的受伤。这是因为寒主收引，肢体这时候还很僵化，所以在运动的时候一定要在注意保暖的同时使肢体先活动开，再做剧烈的运动，以免受到外伤。

5 雨水时节的药食同源方

饮食多吃绿色蔬菜。中医里的五行木、火、土、金、水，对应了五脏肝、心、脾、肺、肾，对应五味酸、苦、甘、辛、咸，对应五色青、赤、黄、白、黑，所以青色是对应人体的肝。经常有人问，养肝最好的食物是什么呢？其实就是多吃绿色的蔬菜。多吃绿色蔬菜有防止肝火上炎，也就是有防止肝火过旺的作用，所以春天应多吃一些蔬菜，对肝非常有好处。推荐多吃一些绿色蔬菜，比如菠菜、芹菜、油菜、韭菜、莴笋、香椿。香椿有升发阳气的作用，韭菜也有助阳的作用。有这样一句话"春夏养阳，秋冬养阴"，从药食同源的角度来讲，食物是最好的"养阳"医药。

雨水时节推荐的食疗药物及方子：

（1）菊花

很多人都知道，菊花有白色的，有黄色的，分别称作白菊花、黄菊花，菊花产地也很多，生活中人们在上火、眼睛干痒的时候泡点菊花茶可起到缓解症状的目的。

《中华人民共和国药典》（2015年版）记载菊花：

性味归经：甘、苦，微寒。归肺、肝经。

功能与主治：散风清热，平肝明目，清热解毒。用于风热感冒，头痛眩晕，目刺中通，眼目昏花，疮痈肿毒。

其实从药典上来说菊花是偏寒的一种药物。归肺肝二经，春天对应人体的肝，它还归肺经。总体来说，菊花是一味很好的清肝明目的药材，在治疗眼睛疾病、风热感冒、头疼方面，菊花是非常适宜的首选中药。说起菊花，不得不提起清代的御医张仲元，他发明了一个延年益寿的方子，叫明目延龄膏（明目延龄膏：菊花、桑叶）。

（2）桑叶

《中华人民共和国药典》（2015版）记载：

性味归经：甘、苦，寒。归肺、肝经。

功能主治：疏散风热，清肺润燥，清肝明目。用于风热感冒，肺热燥咳，头晕头痛，目赤昏花。

桑叶具有疏散风热、清肝明目的作用；古书上记载桑叶有延年益寿的作用，所以从这一角度起名为明目延龄膏。医案上写明了张仲元将其用于治疗晚年的慈禧，因慈禧晚年经常出现眼疾和头疼的症状。经常地服用这两味药能起到预防疾病、延缓衰老、清肝明目、清肺热的作用。

（3）川芎菊花茶

川芎、菊花各适量，用川芎和菊花煮完水代茶饮喝。川芎是养血活血的药，专门治疗头疼，加上菊花清肝明目，这两味药对于经常头疼、用脑过度、用眼过度的人非常有效。

第三章

惊蛰

注意养肝防春瘟

惊蛰时节万物醒

　　惊蛰是二十四节气中的第 3 个节气，惊蛰时节，春雷始鸣，雨水渐多，意味着春耕的开始，而随着气温的升高，细菌病毒也开始生长繁殖，因此，在这个时节十分容易产生一些流行性疾病，尤其是传染病。

1　惊蛰节气详解

　　《月令七十二候集解》中这样写道：**"二月节，万物出乎震，震为雷，故曰惊蛰，是蛰虫惊而出走矣。"**冬眠的昆虫在惊蛰的节气里纷纷破土而出。惊蛰是一个春雷乍响、惊醒万物的节气，在这个节气里，降雨量逐渐增加，春雷也频频出现，春耕开始了，万物复苏，春暖花开的季节也就到来了。中国人非常重视惊蛰节气，因为它是春耕的开始，也是农事活动比较繁忙的时候。

在这个季节，桃花盛开，黄鹂鸣叫，布谷鸟活跃，叫声悦耳动听，宛转悠扬，给人一种春回大地的勃勃生机之感。实际在惊蛰以后，花朵的开放在北方，尤其在北京，都有先后的顺序，每种花的开放跟季节有密切的关系，当然跟温度回升的快慢也有很大的关系。北京最先开放的是迎春花，中药里面有一味连翘，在北京的城区也很常见，也是黄色的花，但是迎春花是六瓣的，而连翘是四瓣的，迎春花是往上开的，连翘则是往下开的，迎春花的树枝是有楞的，连翘却是圆的。迎春花跟连翘花的盛开代表了春天的到来，迎春花盛开之后1~2周是玉兰花，再过1周就是桃花、杏花、李花等相继开放。春天时花的开放跟春天、发病、养生也有着密切的关系，各种花的盛开时间能精确反映气候正常与否，跟每个人的发病或每个季节的发病都是不一样的。

2 民俗

在这个节气，气候变化最明显的表现是气温增高，民俗十分具有特色，比如这个节气有吃梨的民俗，吃梨也是春天养生的一种方法，梨的含水量比较高，吃梨可以解决春燥的问题。从五行来说，金生水、水生木，金是肺，水是肾，木是肝。春天对应人体的肝，肺可以养肾，肾又可以养肝，也就是相生的关系。

山东还有一个吃煎饼的民俗，人们在院子里搭建一个锅来烙煎饼，用烙煎饼的油烟驱散害虫，也是民间预防疾病的一种做法。还有陕西吃炒豆，将用盐泡过的黄豆，放入烧得火热的锅里去炒，黄豆噼噼啪啪得爆响，响声惊吓了很多害虫，让它们远离。这些都是民间的一种习俗，自古以来人们用来预防疾病的方法。

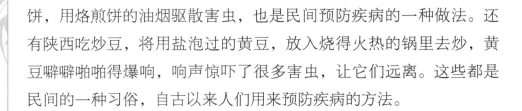 3 惊蛰时节常见的健康问题及调养

春天是各种疾病的多发季节，惊蛰时节也是如此。中医认为**"冬伤于寒，春必病温"**。惊蛰要防春瘟，春温（瘟）分为2种，古人有时候分得并不那么严格，但有大春温和小春温的概念。大的春温指一切外感性的疾病，如外感性的热病可能更多的是古人理解的大春温的概念，还包括流感，如感冒、咳嗽、发烧等。小春温一般指的是外感性传染病，甚至是烈性传染病，比如古代的鼠疫、霍乱，现在的水痘、麻疹、风疹、猩红热、手足口（病）这些具有传染性的疾病。到了惊蛰要防传染病，应该指的是预防以小春温为主的疾病。有这么一个历史故事，成吉思汗的儿子率领大军围住了金国的首都，来势汹汹，要吞并金国。守城的士兵和城中的老百姓弹尽粮绝，能吃的野草也都吃了，基本上没有什么东西可以填充肚子，人的抵抗力也都下降了。一位著名的医家，脾胃学说的创始人、金元四大家之一李东垣目睹了整个事件的过程，在上述情况下出现了很多因患病死亡的人，当时有的人认为是伤寒，也有的人认为是瘟病。李东垣用了补土的方法，扶正祛邪，效果较佳，他认为脾胃受伤以后造成了功能的下降，从而引起死亡人数的大量增加。事件发生之后他写了一本著名的中医学著作《内外伤辨惑论》，讲述了整个事件的过程。临床治疗很多疾病都是从脾胃来治。中医认为脾胃为中焦脾土，掌管着人体的营养来源和饮食的消化吸收，非常重要，如果

脾胃的消化功能降低了，营养五脏六腑的功能会下降，人就会营养缺乏，甚至五脏六腑出现功能失调。所以脾胃学说在中医的发展史中占有很重要的位置，医学大家李东垣在他的医学巨著《内外伤辨惑论》中提到了几个流传至今的名方，最主要的一个叫补中益气汤，也叫补中益气丸，是中医临床大夫特别喜欢用的一个方子，具有升阳举陷，健脾扶正的作用，方中黄芪、炒白术这些益气健脾的药的使用，对后世的医家起到了很好的指导作用，而且李东垣开辟了扶正祛邪的先河。中焦脾土的重要性，从李东垣的《内外伤辨惑论》至今依然是中医里非常重要的一个领域。历史上曾发生了这么一个事件。南阳连续发生疾患，张仲景家族有 200 多人，死亡约 2/3，伤寒十居其七，于是仲景创办了六经学说，写了一部中医学的巨著，即 4 部医学经典之一《伤寒杂病论》，在书中多处也论述了很多流行疫病的治疗方法，有汗吐下和、温清补消的治疗疾病的治则，又有阴阳表里、寒热虚实的辨证方法，所以六经辨证的《伤寒杂病论》也是影响了上千年的中医历史。现在临床的很多大家还是沿用《伤寒杂病论》中的名方治疗现代的很多疑难杂症。从中可以看出，医学的发展在历史的长河中，与疫病的流行、预防、斗争不可分割。

再给大家举一个例子，在中国"温病"的流行泛指一切外感性热病，那么在国外又是怎样的呢？2016 年，我到了捷克的首都布拉格，正好随团的一位先生发烧了，但第 2 天他必须参加签约仪式，而这个签约仪式还需要他致辞，如果这时候他发烧不好，将会影响接下来的工作进程。更严重的是，他的嗓子还哑了，当时不但发烧将近39 ℃，还有咳嗽、咳痰、音哑、嗓子疼、发音困难，考虑到会影响礼仪和合作，他非常着急。中医疗效最快的是草药，有时可以达到立竿见影的效果，因人而设，因病而设。所以我当时给他开了一服草药先解决难题，让他第 2 天不再发高烧，关键的是要能说出话也不能咳嗽，撑过了第 2 天再接着治。这个草药 4 个小时吃 1 次直到第 2 天早晨。他连夜吃，吃了 3 次，就见疗效，在跟人签约的时候没有咳嗽一声，外国友人没有看出他发烧的迹象，致辞讲话的时候也很正常、很流畅，他顺利完成了这次外事活动。这件事情让我想到冬伤于寒，春必病温，这也是中医的很重要的一个理论。冬天伤的寒，到春天才发病；冬伤于寒不一定会立马显现，这种寒邪深伏于体内，叫伏气温病，到了春天有诱因才会发病。这位先生，可能就是这个原因造成的疾病，因为到了春天，他非常重视这项外交活动，紧张劳累，再加上当时的布拉格也是三月，跟北京的气温差不多，早晚温差比较大，由于受寒的原因，加上内里焦灼，还有扶邪的"温病"存在于体内，从而导致发病。中医认为任何疾病都有内外因的相互作用，哪个为主决定这次发病倾向是什么。冬天的寒深藏，到了春天，一着急上火有了内热。内热与寒邪搏击，发烧、感冒，患者易感外感性的温病这一类的疾病。由此可见，这是中医讲的"冬伤于寒，春必病温"理论在季节发病中的又一次验证。

再讲一个例子，也跟季节发病有关。有一年北京的气候比较异常，冬天迟迟不去春天迟迟不来，到了三月份天气还是偏冷。北京的花期四季分明，先开的是迎春花，之后是玉兰花、杏花、李花、桃花，但是这一年因为气候异常，这几种花基本都在同一个时期绽放，那一年手足口病也高发。一个 5 岁小男孩发烧 38 ℃多，轻微地流鼻涕，嗓子疼，有点咳嗽，口腔、手和足长了一些疱疹，这就是手足口病。当时的一些流行病学调查显示，当年的手足口发病率比往年多了 2 倍。中医有一句话**"将至不至，必有瘟疫流行"**，气候异常代表了疾病的高发，古人就是用这种方法提前预防疾病。比如说到了什么节气，这节气却迟迟不来，那么一定要查这个节气好发什么病，比如说春天肝病高发，还有一些皮肤传染病高发，过敏性疾病高发，那么这个季节气候只要异常，这些疾病就可能高发，所以这就提示我们遇到气候异常要提前去预防疾病，治未病。

接下来再分析一下手足口病患儿的发病特点，有两点：小孩先有内热，后有外感，手足口病也不例外。内热产生一定跟饮食有关，所以饮食不合理，吃肉过多，蔬菜过少，易产生内热，这个患儿平时就爱吃肉不爱吃蔬菜。另一方面，我们发现小孩基本上都喜欢吃凉的东西，小孩一年四季都爱吃冰棍、冰激凌，这是他们的"纯阳之体"造就的，阳等同于热，所以多热证、实证，再加上孩童吃肉过多而产生内热，两种热加起来只要有诱因就易产生疾病，而这个诱因就是外感寒邪了。到了惊蛰这个时节，早晚温差比较大，所以一着凉就容易感冒。现代医学证明，手足口病实际是一种肠道病毒，大概有20多种，这些肠道病毒的传染可以造成手足口病的高发。季节气候异常一定是疾病高发的一个外在条件，而个体体质差又是高发的一个基础。手足口病治疗多清理内热、退热，以辛凉解表药为主，辛温解表药为辅。这个病例告诉我们气候异常时，要预防疾病以及小孩疾病的特点，要考虑到小孩生理的特点，如脏腑娇嫩，纯阳之体，脾肠不足，才能有效预防惊蛰这些传染病或者达到药到病除的目的。

清代林佩琴写道：**"温为春气，其病温者因时令温暖，腠理开泄，或引动伏邪，或乍感异气，当春而发。"** 林大夫提出了"温为春气"，春天的气候回暖，这个时候因气温回升，腠理疏松，汗孔打开，温热导致出汗。引动伏邪，使冬天伤的寒，在冬天没有发病却在春天发病。不正之气即为异，如感染风邪、寒邪，正遇春天而发病。这段话提供了温病的几个条件：气候的异常、冬天遭遇邪气，又感受春天的温暖气候，腠理的开泄，这时候就很容易患上温病。由此而讲，春天好发的"温病"，在惊蛰这个时节尤其需要注意。

4 惊蛰时节的养生要点

> 治未病、预防传染病、防止春困

"不治已病治未病"是早在黄帝内经中就提出的养生防病的重要方法。养生防病，重点就是"防"字，比如惊蛰时节针对传染病重在防；预防医学重点也是"防"，中医讲治未病也是"防"，其实这个"防"字就代表了预防疾病的最佳手段。现代医学把病毒性肝炎以及其他的传染病归纳为预防的 3 个原则：①管理传染源。首先要调查清楚传染源，对可疑的环境进行定时消杀病毒细菌，就能减少一部分传染源。发现传染病患者要及时地隔离，公民应积极响应和遵守相关的传染病法律法规。有的家长担忧小孩耽误上课，即使得了水痘，感染了风疹，还坚持让小孩上幼儿园，这是不对的，发现小孩感染以后应及时隔离，跟家人隔离，跟同学隔离，跟外界隔离，而且应及时治疗。②控制传播途径，辨别传染病的传播途径，是消化道传播、呼吸道传播、接触传播或者虫媒传播等其他的途径，比如甲肝通过消化道传播，即粪口传播。猩红热、风疹、水痘等都可能在春季高发，管控措施不科学合理，未及时切断传播途径，就很容易造成传染病的流行。③保护易感人群，我们国家实行计划免疫很多年了，很多疾病都有了疫苗，比如乙肝疫苗、甲肝疫苗，所以近些年乙肝的发病率大幅下降，这都跟预防接种有直接关系。人们都知道小孩从小就要打一些传染病的疫苗，接种这些疫苗以后被传染的概率几乎就等于零。所以预防接种是现代医学给人类健康做出的巨大贡献。新型冠状病毒的防治也是遵循了这些原则才取得了令人瞩目的成绩。

在传染病的防治方面，中医推崇治未病的理念。《黄帝内经·素问·四气调神大论》中说道："**圣人不治已病治未病，不治已乱治未乱。**"这句话千万不能片面地理解为不去治疗已有的疾病而去预防未发生的疾病。提前加强预防可以降低疾病发生的概率，切断了出现并发症和使病情恶化的途径。在疾病未出现的时候，通过养生提高体质，让正气充足了，抵抗力、免疫力才能提高，很多疾病就可以得到预防，尤其是传染病，抵抗力好了，自然被传染的概率明显就低了。防止春瘟需要做到的是两个预防：一是清理体内冬天留存的浊气；二是及时把身体中的消化系统各方面的机能调整到最佳状态。尤其是小孩，先有内热后有外感，清理内热之后外感的概率就会降低，感冒的概率也会大大降低。

春季在饮食上应该注意"春夏养阳，秋冬养阴"，春夏养阳，多吃一些助阳的食物，如韭菜，温中行气，善于止血，还有解毒的功效。韭菜还有一个作用，它的膳食纤维比较高，可以清肠胃，肠胃得清，很多毒素被排出体外，也是预防疾病的一个重要作用。有人大便干燥，两三天才大便一次，多吃点粗纤维如韭菜就可通便，这样可以防止便秘的产生，清除产生的内热，从而防止由于内热而招致外来疾病的发生，所以这也是预防疾病从饮食方面需做的事情。

一年之计在于春，春天是一年中万物复苏、欣欣向荣的季节，但春天又是最容易犯困，睡不醒的季节，人们会时常感到困乏无力，昏沉欲睡，对我们的日常生活造成一定的影响，那么春困究竟是什么原因造成的？人们又应该如何适应自然与人体的生理变化，消除春困呢？气温回升，人体四肢的血管开始充盈，人体血液总量基本保持恒定，四肢血管充盈以后大脑的供血量就会相对地减少，当人没有适应这种变化的时候就会有春困的感觉，经常昏昏欲睡。春困容易造成人的劳动效率降低，有些比较高危的行业，比如驾驶员很容易因为春困，再加上疲劳驾驶，导致事故频发。虽然春困是一种正常的生理现象，但是我们要适当地预防，把春困控制在不影响正常的工作生活的范围之内，才不至于发生意外。一是生活有规律；二是尽量不要加班、熬夜；三是在室外适当多活动，减轻心里的压力，增强体质，内脏功能好了，春困的程度就会大幅降低；并且要注意室内通风换气，含氧量高的空气会对防止春困起到一定的作用。

惊蛰的养生还要考虑地区的差异，如南北方的差异，城市的差异，个体的差异。在不同地区，春天来的时间有的早，有的晚，有的温度上升得快，有的上升得慢；对于不同个体，有的人体质好，有的体质差，所以我们要根据自身的情况，综合选择适合自身的养生方法。

5 惊蛰时节推荐的药食同源方

惊蛰时节推荐的食疗药物及方子：

（1）薄荷

惊蛰的药食同源方，推荐一味既是中药又是食物的中药——薄荷。说起薄荷，很多人都知道，也都吃过薄荷糖，比较"凉"，所以它是偏凉的一味辛凉解表的中药。

《本草纲目》中这样记载薄荷：**"利咽喉、口齿诸病、治瘰疬、疮疥、风瘙瘾疹。"**它对头面、口腔的疾病都有治疗作用。在临床中经常用薄荷治疗嗓子疼、牙肿疼，因它有疏风、止痛的作用；还可以用它治疗一些甲状腺的疾病，疮疥、荨麻疹或过敏性的疾病以及皮肤瘙痒；它具有疏散风热、清利头目的作用，因此对于头疼的病人也有疗效，用途非常广泛。薄荷是一味常用的中药，老百姓经常把薄荷当成食物来食用，比如餐桌上经常见到薄荷叶，食用非常安全。

　　再推荐一道食疗养身膳食——薄荷粥。因为薄荷跟粥熬起来，既可以疏风清热，又可防止薄荷的寒凉伤了脾胃。热服有疏风清热、和胃祛风的作用，又可以利咽喉，对于一些外感性疾病和慢性病，比如头疼、甲状腺疾病，薄荷粥都有辅助治疗的作用，当然，任何病、任何食疗，因为个体的差异，要因人而异，辨证施膳。

　　（2）参萸养肝汤

　　参萸养肝汤：益气升阳，养肝健脾。人参、山茱萸、莲子、枣适量。

　　（3）儿茶饮

　　儿茶饮：儿茶9克。用热水泡饮，少量多次分服。适用于麻疹后声音嘶哑。

第四章

春 分

疏肝通胆平阴阳
春分昼夜等分

春分是二十四节气中的第 4 个节气，在这一天太阳直射地球赤道，昼夜几乎相等，在此之后，阳光直射位置逐渐北移，北半球开始昼长夜短。春分前后也是草木生长的萌芽期，而经过冬的潜藏，春的生长之气也容易诱发一些疾病的产生，因此，春分时节正是调理体内阴阳平衡，协调机体功能的重要时机。

1 春分节气详解

《月令七十二候集解》中这样写道："**春分，二月中，分者，半也，此当九十日之半，故谓之分。**"这就是对春分的一种解释。春季整个节气的一半就是春分。中医认为白天跟晚上等分的时候就是阴阳最平衡的状态，中医讲阴阳可以解释世界上所有的事物。从节气来说，春分和秋分的时候就是昼夜等分，白天属阳，晚上属阴，昼夜等分就是阴阳最平衡的状态。如果人体达到了阴阳的平衡状态，就是一个健康的标志，阴阳的偏盛偏衰会导致疾病产生，所以春分代表了自然界、时间昼夜的等分。

2 民俗

春分立鸡蛋

春分时节有一个民俗：立鸡蛋。根据科学家的分析，其中的道理是这样的，春分秋分的时候，南北半球昼夜一样长，而这时候由于地球的地轴与地球绕太阳公转的这种平衡达到了一定的状态，所以鸡蛋好立。

3 春分时节常见的健康问题及调养

中医认为，人体健康的标志是阴阳的动态平衡。春分时节"昼夜均，而寒暑平"。昼夜等分，气候转暖，这些外在环境的变化与人体内部机能的协调存在密切的关系。

春分时气温比较高，但早晚还是有一定的温差，气温波动比较大。这种情况下，中医认为阴阳的波动比较大，对于人体来说，如果不能适应，就会患上相应的疾病，如肝病。所以到了春分的时候，我们要防肝郁。这个季节，春暖花开，气温升高，自然界升发之气，加上肝气的升发，两者都属阳，因此往往易导致升发太过，从而造成肝气的不疏，影响了肝最主要的一个功能——主疏泄。肝主疏泄，更多是指疏通、调达、升发和畅泄 4 个方面的作用，即保持人体各方面的功能正常。比如脾胃的消化需要肝主疏泄的功能正常，胆汁的排泄、生成与肝的疏泄功能同样有关，而最主要的是情志。中医认为，导致疾病的原因分为两大类，第 1 类是外感，第 2 类是内伤。内伤更多的时候为怒伤肝、喜伤心、思伤脾、恐伤肾，从这几个角度来说，春天对应人体的肝，肝又是主怒的，肝气不舒的人就很容易发生情志方面的病。肝疏泄正常，身体五脏六腑功能也正常，精神焕发，思维敏捷，工作和生活也会顺利；肝疏泄功能不足，功能降低的时候，会出现郁郁寡欢、胸闷不舒、精力不足、疲乏无力、腹胀便溏，疏泄不足或不及的时候，大部分的表现是肝郁气滞，春分节气里要防肝郁；而疏泄太过则表现为急躁易怒，两胁胀满，动不动就发火。疏泄太过，中医叫肝阳上亢。有这么一个病例：患者平常在单位工作的压力本来就比较大，那天因为一点小事就跟人吵了一架，之后胸胁胀满，整个胸腹都跟被气塞满了，食欲不振，还老觉得特别饱，精神上也特别不舒畅。在这种情况下，她看了西医，西医问了一些症状，了解到这位患者平时失眠，平常的精力不够，还有对什么事情都不感兴趣，所以诊断为抑郁，给她开了抗抑郁的药。因为对西药有一些顾虑，患者就去看了中医，中医分析了她的病情，由诱因"生气"造成，发生的时间是春分前后，肝主怒，肝气不舒，就容易造成脾胃的消化功能不好。《黄帝内经》云"胃主受纳，脾主运化"，所以没有食欲是胃出了事，而吃的东西堵着下不去，那一定是脾出了事，而这两个脏器的问题都跟肝的疏泄功能有关。所以这个患者就经常胸腹胀满，嗝逆不断。打了嗝，当时舒服了一会儿，5 分钟后又不舒服了，这属于胃气上逆，因为胃气应该主降，脾气主升，脾气不升了，胃气不降了，就出现胸腹胀满，嗝声不断的症状。那源头又是什么？肝郁。肝主疏泄的功能没有得到正常的发挥，上述症状都是因为肝郁气滞造成。在春分的这个节气前后情志容易波动，而且容易造成肝郁气滞。抑郁症就多属于中医里说的肝郁气滞。在这种情况下如果还不注意，很容易造成情绪障碍性疾病的产生。

有这么一个病例：一位女士，3年前出现失眠、健忘、记忆力减退，睡眠严重不足，她是因为工作以后对工作环境不适应而导致的。因为她是家里的独生女，工作之前的生活状态很顺利，没有碰见任何坎坷，在小学、中学、高中到大学表现一直非常优异，工作之后发现单位优秀的人才遍地都是，所以她10年间换了5家公司，平均2年换1次，只要不适应就换工作。其实现在很多年轻人这种现象都比较普遍，往往是适应能力差，不能战胜自己的困难，不能战胜工作中遇到的挫折。最后患者看了精神科的医生，被诊断为抑郁症。中医认为精神造成的疾病如情志不遂跟肝郁有直接关系。这位患者到了中医门诊，医生就发现她的目光是忧郁的、精神也是疲惫的，而且才30多岁的年纪，穿着打扮就很随便。中医通过望诊得出她有肝郁的外在表现。肝郁的外在表现主要有以下几个方面：精神疲惫，面色苍白，口唇发淡，不爱打扮，目光忧郁，说话时眼神是游离的，这种情况下多是肝郁。肝郁气滞的人在春天症状会加重，发病率会更高。在《黄帝内经》中精神疾病是这样描述的：**"怒则气上，喜则气缓，悲则气消，恐则气下，惊则气乱，怒伤肝、喜伤心、思伤脾、忧伤肺、恐伤肾。"** 黄帝内经把情志方面的分工与五脏的疾病相连起来，怒火通常往上面走，所以表现出明显的头部症状，如头晕反复地出现，由于情志不遂，肝气郁结，肝的疏泄功能下降，引起五脏六腑功能的紊乱，所以从这点来说，她的抑郁症属于"肝郁"的类型，在春天高发。

春分的阴阳特点是阴气犹存，阳气渐盛。从中医上讲，肝主疏泄，人体内气血通道的畅通，依赖于肝的正常疏泄，因此春分时节应该注意养护肝脏，防肝郁。有这样一个病例：一位患者，女性，30岁。在3年前出现心慌气短，睡眠质量急剧下降，入睡也很困难，而且经常夜里惊醒，多梦，生活中对什么事情都不感兴趣，还常常焦虑，后来被诊断为焦虑症。之后在服用西药的时候，她的身体出现了不良反应，肝功能出现了异常。药剂量都是遵医嘱服用，只是因个体差异，吃了半年以后，出现药物性肝损伤，所以停止了药物治疗，导致病情加重，最后选择了中医治疗。患者的需求：一是想恢复肝功能，二是想缓解焦虑症状。来就诊之前她做了一个全面的身体检查，发现了甲状腺功能亢进又被确诊为甲亢，经常出现心慌、气短、胸闷而不能正常上班，睡眠也不好，整个人处于一种恶性疾病的循环中。综合她的症状，就是焦虑和甲状腺功能亢进的结合，她突出的一个症状是心悸，只要一动，每分钟心跳就超过了100次，所以她不敢做任何的活动，只能在家里躺着，一起来都会出现心慌。中医认为本病是以心中悸动为主要表现，所以这种情况下应该通过养心安神、疏肝理气来治疗。这种病人在临床上越来越多，因为现在大多"打工人"思维繁重，工作压力大，生活没有规律。这也告诫我们疾病的产生往往不是一个原因，很多时候都是由组合的病因造成。

　　前面举例的患者第1位是抑郁症，第2位是焦虑，都属于肝郁。还有这么一个病例，这个患者既不是抑郁，也不是焦虑，她是什么情况呢？一位52岁的女士，她的话很少，女儿陪着她来看病。医生问："你看什么病？"她说："乳腺增生、子宫肌瘤、甲状腺结节。"3个病与中医讲的肝郁都有关。医生问："有什么症状？"她说："胃胀、失眠、心情不好、大便干燥、肝区有时候疼。"话语简洁明了，是一个内向型的人。医生再一打量，患者面容憔悴，眼神忧郁，口唇颜色较淡，精神状态疲惫不堪。大夫继续问："那你是不是吃饭不香？""是。""是不是你睡觉的时候做梦特别多？""是"。往往女士来看中医都是滔滔不绝，话很多，而这位病人明显话很少。于是大夫就说："那这样吧！我说什么你点头或摇头。你不用那么费力气，我看我说的对不对？从根上我来给你说你的病因，我说你20多岁之前一个人，没有结婚、没有小孩的时候，你生活得还比较愉快。"点头。"后来你是不是结了婚以后，觉得家庭是主要的，你的老公是第1位的？"患者点头。"那你后来有了孩子，孩子是最主要的，你要思考的第1位。"患者又点头。"这种情况那你是不是慢慢没了自我？"患者再度点头。"孩子小时候的家庭状况并不是很好，后来呢，你是不是觉得特别委屈？"这句话出来患者眼圈儿就开始红了，眼泪就要出来了。大夫继续说："到了今天孩子都结婚了你才知道年轻时候所有的付出很多人不理解，你的老公不理解，你的女儿不知道。"说到这时候，她女儿在后面说："妈妈，你是不是就这样的人啊？"她妈眼泪就下来了，而这时大夫说："姑娘，你妈受的委屈，你从来不知道吧？"她说："我不知道，她也不说啊。"大夫说："她在你小的时候省吃俭用全给你了，因为家庭条件不是很好，经济条件不好，作为母亲一定把第1口食物和最好的生活都给了自己的孩子，你到现在什么都不知道。"这个女士这时候泪流满面。这里更多地介绍中医治病的心理治疗，叫"给邪以出路"。针对内向型的女性患者，在很多情况下，要学会让她跟你倾诉，让患者愿意说，用时髦的词叫"排毒"。这时候她泪流满面，话也开始多了，她说："大夫，您说的没错，这孩子小的时候我带着她，他爸老出差，都是我一个人带的，而家里的条件又不好，很多东西我不想亏了孩子，所以什么东西都给她买，我自己就凑合，凑合了这么多年，所以我有时候也觉得委屈，有时候也生气，但是为了家庭的和睦，表面的一种和谐，

我更多是自己忍了，所以造成了什么？我今天检查出的这些病。都觉得我自己这一辈子活得太憋屈了，太冤枉了。"内向型的人往往得肝郁气滞，她就是一个典型代表。所以从这点来说，到了春分季节要防肝郁，肝郁在这个季节是高发的，春分的时候正赶上自然界是阴阳等分，昼夜平分。中医讲的阴阳等分实际跟春分的那个昼夜等分是一致的，《黄帝内经·至真要大论》说："**谨察阴阳所在而调之，以平为期。**"平衡阴阳是中医治疗疾病的一个重要原则。阴阳的偏盛偏衰才产生疾病，肝火旺了，就容易得肝郁的一些病。如果说肝气升发和自然界的气候升发，两个升发过度的时候一定容易产生肝火，中医临床中需对应阴阳的理论来调和身体内存在的阴阳偏盛偏衰的状态。以上这几个例子，说明了女性在春分的时候高发的疾病多为肝郁。因为女性的思维跟男性是不一样的，女性多是敏感，精神方面需求比较高，而且情绪波动大。很多女孩来月经的时候，被单位领导一批评，心情郁闷，可能就会出现痛经，甚至出现闭经。所以女性在月经期、生产期、哺乳期这"三期"多会出现精神方面的失衡。这几年出现越来越多的产后抑郁症患者，很多女性在生完小孩以后，在哺乳期间敏感易怒，奶水就没有了，大多是由情志不遂，肝郁造成的。中医认为五脏中的心主神明，主管思维，肝主疏泄，掌管情志的疏泄，所以经常用一句话来解释是"生气了伤肝，想得过多伤心"。女性体内的激素容易失调，往往造成情志不遂，所愿不遂的时候情绪波动比较大，而男性往往在情绪方面比较恒定，也不会多愁善感，在这种情况下，男性相对地患情志疾病要比女性要少得多。在春分时节，自然界昼夜等分，阴阳等分，是调理阴阳、治疗肝郁一类疾病的最佳时机。

4 春分时节的养生要点

防肝郁、饮食调养健脾

中医认为,肝的疏泄功能直接影响着气机的调畅。气是血液运行的动力,气行则血行,气滞则血瘀,春分养肝重在"疏"。春天对应人体的肝,春分季节防肝郁,需要考虑自然界的升发之气,在这个季节讲"疏",疏肝、疏泄,因为疏泄是肝的第1大功能。而这里的疏泄功能多为情志的疏泄。需要强调的是,春天是情志方面容易波动的季节,这跟中医讲的肝对应春天有关系,所以这个时节肝郁气滞的患者多见。在春天,男性中肝阳上亢的患者比较多,而女性肝郁气滞的比较多。

春季疏肝的方法有:第一,养成良好的生活习惯。现在很多人天天熬夜,中医讲,人卧血归肝,熬夜的人很容易发肝火,单位遇到不顺心的事,路上开车碰见塞车,这些都很容易导致情绪急躁、生出怒气。所以要尽量保持生活规律,不熬夜。第二,保持良好的心态,减少情绪波动。有调查显示,情绪稳定、心情比较舒畅的高血压患者,血压下降的程度更明显,从这点来说,高血压的病人与肝阳上亢也有一定关系。另外有调查显示,长寿老人的生活状态特别好,他们生活规律,不偏食,不挑食,心态也特别好。百岁男士们年轻的时候心态温和,情绪稳定,不轻易与人发生争执。而活到100岁的老太太们心境平稳,什么都想得开。这说明精神调养很重要,每个人性格不一样,所处的环境不一样,但是只要学会疏肝解郁就可以把不良情绪发泄出去。比如尽量多跟别人交流来释放情绪压力,把自己的生活安排得有条不紊,尽量不产生肝郁、肝火,就

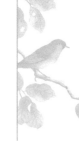

可以达到疏肝的目的。精神方面最主要是需通过疏肝给邪以出路，生活规律是第一点，良好的心态是第二点，第三点则要强调的是不要有不良嗜好，比如说饮酒过度、吸烟，尤其是饮酒过度，肝脏的解毒功能有限，酒精的代谢约70%由肝完成，饮酒过度会造成肝功能的损伤，所以良好的生活状态以及饮食习惯也是预防肝郁的最主要的方法。

通过饮食调养来健脾，由于肝郁会造成脾虚，肝郁一定会犯脾，而脾管消化吸收，但需要依赖肝的疏泄功能，肝的疏泄功能不正常时，一定出现脾胃的消化功能异常，会影响人的食欲，出现食后胀满、脘腹胀满、胸胁胀满、肝区疼痛等症状。所以日常生活中要适当地多吃一些健脾的食物，少吃一些增加肝火的食物。如春分的时候，要忌食辛辣的食物，比如生葱、生姜、生蒜和辣椒，在这个时节上火的东西要少吃，要多吃些绿叶蔬菜，如菠菜、茼蒿、青笋。还可以多吃一些健脾的食物，比如山药、莲子、薏米，当然这些食物要根据每个人的特点来选择食用。还有一种理气的食物——萝卜。萝卜有理气解郁的作用，所以建议多吃一些做成熟食的萝卜，因为萝卜偏寒，有些人脾虚，生吃会影响脾胃的消化，造成胃脘的胀满，熟吃的话既起到理气解郁的作用，又可防止寒凉伤了脾胃。关于饮食的原则，唐代药王孙思邈说了一句话**"春日宜省酸、增甘，以养脾气"**，到了这个季节，适当地多吃一些甘甜的、健脾的食物，少吃酸辣的食物。但是这个饮食原则一定要因人而异，对于本身还有其他慢性病、糖尿病的患者，多吃甜的食物肯定影响身体状况。胃肠有食道反流，慢性胃炎的患者，也不宜多吃甜食。所以我们在遵守孙思邈的春季养生的原则基础上，还要根据自己的情况，如有没有慢性病，身体体质状况，胃肠消化功能来辨证选择。

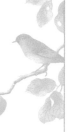

5 春分时节推荐的药食同源方

春分时节推荐的食疗药物及方子：

（1）玫瑰花

春分时适宜的药食同源的中药为玫瑰花。一说到玫瑰，很多人会想到它是爱情的象征，在情人节送玫瑰给自己的爱人以表达爱意。早在 2000 多年前，已经有人食用玫瑰花了，近年来，玫瑰花在临床上，既是一味中药也是一种食品，作为很多普通食物或保健食品的组成原料。清代末期，慈禧用的胭脂中就有玫瑰花的成分，宫中平肝散瘀的玫瑰露也是从玫瑰花中提取的。在古代，玫瑰花因为疏肝解郁的作用，很多方子都用到了它，《红楼梦》中，有一次贾宝玉被贾政给打了，王夫人心疼他就派人送了两小瓶药，一个叫木樨清露，一个叫玫瑰清露，而玫瑰清露中的成分主要便是玫瑰花的成分。

《食物本草》中这样描述玫瑰花：**"玫瑰花具有主利肺脾，益肝胆，辟邪恶之气，食之芳香甘美。"**临床上应用玫瑰花来理气解郁、活血散瘀、调经止痛，比如肝郁的抑郁症、焦虑症，经常用玫瑰花来疏肝解郁。玫瑰花也有活血散瘀、止痛经的作用。因玫瑰花疏肝解郁，经常用于春分这个节气的肝郁患者，健康人用玫瑰花泡水喝，也是一种很好的食疗方法，起到了预防肝郁的作用，尤其是春分节气，阴阳平衡有可能被打破，所以就用玫瑰花泡水代茶饮即可。

（2）五指毛桃健脾汤（五指毛桃、陈皮、山药、枣）

《中国药典》记载：陈皮：理气健脾，燥湿化痰。山药：补脾养胃，生津益肺，补肾涩精。

《中华本草》记载：五指毛桃：健脾补肺，行气利湿气，舒筋活络。

（3）延年散

陈皮，甘草磨粉食用。老人春时服，进食顺气。

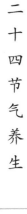

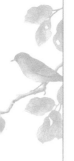

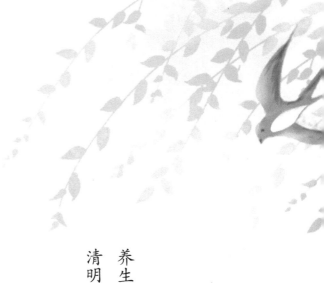

第五章

清明

养生要点防过敏

清明时节雨纷纷

清明兼具了自然与人文两大内涵，既是二十四节气中的第5个节气，也是人们祭祖扫墓的传统节日。清明乃"天清地明"之意，清明时太阳到达黄经15°，我国大部分地区的日均气温升至 12 ℃以上，桃花初绽，杨柳泛青，万物吐故纳新，空气清新，山色苍翠，一片欣欣向荣之象。就中医养生而言，清明也是非常重要的节气，《黄帝内经》中写道："**寒气生浊，热气生清。**"从立春到清明，大地渐暖，清气上升，人们大多在此时开始踏青出游，然而，由于外出时与花粉等过敏原接触甚多，所以清明也是各种过敏症状的高发季。

1 清明节气详解

《月令七十二候集解》中这样写道："三月节……物至此时，皆以洁齐而清明矣。"我们感觉到冰雪融化，草木青青，气温上升，春回大地，真正的春天在大江南北体现出一样的景色。南方的雾气在逐渐消退，北方的风沙也在逐渐减少，空气清澈，景物明晰，这就是清明。

2 民俗

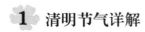

民谚

春分后，清明前，满山杏化开不完

在民间谚语中有这样一句话："**春分后，清明前，满山杏花开不完。**"在清明节气，桃花、李花、杏花都满山遍野地开了，空气异常清新，气温又回升了，大家经常出去郊游、踏青，所以清明又有一个名字叫"踏青节"。清明在二十四节气里面，也是唯一具备了节气和节日的特点。清明有祭祖扫墓的习俗，又是春耕春种的大好日子。唐代杜牧在《清明》："清明时节雨纷纷，路上行人欲断魂。借问酒家何处有，牧童遥指杏花村。"这首诗前抑后扬，对比交错地描绘了江南春雨的景象。到了清明，3 种花桐花、麦花、柳花相继绽放。白居易在《桐花》这首诗里又写道："春令有常候，清明桐始发。"他在另外一首诗《寒食江畔》中这样写道："忽见紫桐花怅望，下归明日是清明。"意思是紫藤花开了，过两天清明节就要到了，所以花开跟节气有密切的关联。至于麦花，开放时雪光一片，白茫茫的，花开的时间最短。还有柳花，祭祖扫墓时有的人会把柳枝折来作为祭奠的一种形式。

这几年老百姓越来越喜欢食用野菜或植物的一些根茎及叶子。柳芽是这几年人们特别喜欢的一种凉拌菜，柳芽有清热、透疹、解毒、利尿四大功效，如麻疹、风疹该出不出时，需要透疹，这时候柳芽就有这个作用，当然有一些患者嗓子疼、上火时用柳芽则可以清热解毒。我们需要注意，柳芽偏寒凉，胃肠功能不好的人最好不用。

清明节是一个多元化的节日，寒食节、上巳节和清明节 3 个节流传到现在，清明节也包含了寒食节和上巳节的内容。到了清明节，很多人去郊外踏青放风筝。古代还有蹴鞠，荡秋千，这些都是清明节人们喜欢的活动形式。综上，清明节的一些民俗与农事活动关系比较密切且具有节日的氛围，运动养生的活动较多，即室外活动多。清明时节冰雪融化，草木青青，天空晴朗，气温回升，去室外活动，是很好的一种锻炼方式，冬三月刚过去，倒春寒也基本结束了，是去室外踏青最好的时节。从中医来讲，这也是因时养生，因季节养生的内容之一。所以提倡人们在清明时节多进行室外活动，通过运动养生，放松心情。

3 清明时节常见的健康问题及调养

远离过敏原、清肺腑

清明时节，天气渐暖，人们开始走出家门去野外踏青郊游，但清明处于仲春与暮春之交，人们在享受春光的同时，也多出现鼻子奇痒、打喷嚏、流鼻涕等过敏症状。

到了清明，漫山遍野的奇花异草争艳，但是别忘了这个时节要防过敏。过敏是现代西医学的名词，中医认为是风邪造成了过敏，两者并不矛盾。中医认为导致此类疾病的原因多为外感六淫邪气，而六淫邪气主要是风邪。春天一般多风，致病比较广。其次，风邪大多从头面口鼻或者肌肤而入，风邪为阳邪，首先要侵犯的是头面和肌肤，比如过敏性荨麻疹患者的皮肤会出现一些症状。另外，中医认为过敏跟风邪都具有发病急、传病快、易反复的特点。凡是过敏性疾病用中医祛风的方法治疗，效果佳，属于中医的外感性疾病的治疗方案。临床上春天多见过敏性疾病，郊外的一些花粉在这个季节被风刮得到处都是，就很容易过敏了。过敏性荨麻疹、过敏性哮喘、过敏性鼻炎，在这个季节都高发。

有这么一个病例：有一位荨麻疹的女性患者，患者身体多处出现高出皮面的红斑，以上半身和头面部为主，而且奇痒无比，有时候还伴有嗓子疼，有一点外感的症状如流鼻涕等。第 2 次复诊的时候，她说了一个现象："我去南方出差，出差这两天起得特别少，而且也不怎么痒了。"这给了我们一个提示，一定是在当地的环境下，她的过敏性疾病，也就是荨麻疹过敏原相对少，非常有利于她的身体恢复。仔细分析这个现象，我们不难发现，南方到了惊蛰以后进入多雨时节，到了清明雨下得更多，潮湿的环境对于皮肤比较好，因为中医认为肺主皮毛，皮肤喜欢潮湿的环境，所以我们经常说南方人的皮肤普遍比北方人要好，也就是环境的原因，一方水土养一方人。北方多风少雨，气候干燥，甚至可能出现春燥，而南方因为风比较少，气候比较潮湿，降雨量比较充分，所以到了南方，患者症状会减轻，而到了北方，症状会加重。现代医学认为荨麻疹是由小血管的渗透增加引起的一种局限性的水肿反应，2 个小时到一天症状可能就消失了。古代没有荨麻疹这个病名，文献记载为"瘾疹"

和"风瘖瘟"，《黄帝内经》中这样叙述"少音有余，病皮痹隐疹"，瘾疹由风邪造成的，风为阳邪，春天多风，所以荨麻疹在春季高发就不难理解了。而《黄帝内经》又记载："故风者，百病之长也。至其变化，乃为他病也。无常方，然至有风气也……风者，百病之始也。"说明了风邪造成疾病高发，而且是很多疾病的诱因，大部分医者认为风邪会造成过敏性的疾病。

还有这么一个病例：一个小孩，患有过敏性哮喘，来看大夫的时候已经患病2年，每天都要喷治疗哮喘的气雾剂3次，要不然都没有办法上幼儿园。患儿病发的时候，鼻翼翕动、呼吸急促、口周发青，甚至不能平卧。看大夫的时候面色极差，处于缺氧状态，而且也比较消瘦，病情很严重。民间流传着这样一句话"内科不治喘，外科不治癣"，就强调了哮喘的难治性和它的反复性，过敏性哮喘有起病急、发病快的特点。春天过敏原多，患儿本身就是过敏体质，所以高发。其实"哮喘"两字，我们应该这么理解，"哮"是呼气的时候发生的鸣响，就是痰阻塞气道了，而"喘"是吸气困难，两者兼而有之的称为"哮喘"。中医认为肺为储痰之器，脾为生痰之源，中医认为脾管消化吸收，脾胃的消化吸收代谢功能下降了，水液不能及时排出体外，就容易产生痰湿。而内湿困在脾，到了一定程度就会储存到肺部，所以当哮喘发作了以后，就会有痰。总结得出，产生痰的根源在脾而不在肺，但是表现在肺，所以这时候痰阻气道了，就出现喉中痰鸣，造成了呼吸空气的气道越来越小，出现哮喘。当然还有肺气不降、肺气上逆产生的咳嗽，有时候也会伴随着这种哮喘。总之中医认为哮喘跟脾、肺、肾都有关系。肾主纳气、肺主一身之气、脾主运化这些关系错综复杂，脾、肺、肾功能失调可以造成哮喘久治不愈。综上，过敏性哮喘跟季节有一定关系，春天多风、过敏原比较多就容易高发。

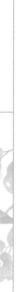

　　还有一种病这些年来在很多地方都属于高发，就是过敏性鼻炎。南方湿润的环境下过敏性鼻炎的病例也不少。所以过敏性鼻炎在我们日常生活中，尤其到了春天一定是高发的季节。有这么一个病例：有一个 26 岁的研究生，小伙子每天早晨起床就打喷嚏、流鼻涕。有时候打一百个喷嚏，一般都打四五十个，也会有鼻子塞的情况，来看病的时候鼻子是堵的。每天早上打喷嚏，基本喷嚏结束了以后才能上学，早晨之后打喷嚏的症状相对减少，但也有流鼻涕的症状，遇见刮风打喷嚏是常态，所以从这一点来说，他是一个过敏性鼻炎患者。具备以下 2 个条件过敏性鼻炎才能够复发，或者说发病率才会提高：第一，具备过敏性体质，很多人有家族史，儿女过敏性体质的遗传可能性比较大。第二，过敏原。有的人对油漆过敏，有人对花粉过敏，有的人对螨虫过敏，只要一接触对应的过敏原，疾病就会发作。所以患有过敏性疾病首先是过敏体质，其次存在过敏原，2 个条件都具备时就容易出现过敏症状。中医称过敏性鼻炎为"鼻鼽"，指的是过敏性鼻炎的鼻塞这种表现，患者往往鼻子堵，不通气，说话时鼻音还特别重，偶尔还会流一些鼻涕。中医认为鼻鼽是由内脏功能下降、失调导致，因而在治疗过敏性鼻炎的时候就要调整过敏性鼻炎的一些主要症状，还要提高脏腑的功能，把不协调的五脏六腑的功能调整到正常，让抵抗力变好，过敏性鼻炎的发病率就会降低，发病的次数就不会那么频繁，这就是中医讲的"正气存内，邪不可干"。正气一定要充足，那么邪气、致病因素发生发展的可能性就会大大降低。

　　过敏性鼻炎、过敏性哮喘、荨麻疹 3 个例子都跟过敏有关，按中医讲跟风邪有关，不只在清明发生，虽春季是高发，但一年四季都可以见到患此类病的患者。

　　清明时节，万物竞相生长繁殖的同时也是过敏性疾病的高发期，于外我们可以远离过敏原，治其标；于内我们应清肺腑，治其本。此外中医有些小窍门可以进行辅助治疗，比如辛夷花，也就是紫玉兰含苞欲放的花骨朵，是一味中药，在临床上治疗过敏性鼻炎必须用的一味药就是这辛夷花。用开水闷泡辛夷花 5 ~ 10 分钟，或者水煮开锅以后放入辛夷花浸泡 5 ~ 10 分钟，在高发的季节或者正出现过敏性鼻炎的时候，可以多次饮用，能达到通鼻窍的目的。《神农本草经》记载辛夷花："**主五脏，身体寒风，头脑痛，面皯。**"面皯就是皮肤状态差或色素沉着，面部的皮肤出现雀斑。所以从这点来说，古人认为在过敏性疾病的高发季节，用辛夷就可以治疗这些过敏性疾病，尤其是过敏性鼻炎。

针对荨麻疹的皮肤过敏，我们可以用另外 2 味中药，薄荷、桑叶，二者都有疏风清热的作用。中医认为过敏性的皮肤病多为风邪造成，用薄荷 10 克，桑叶 10 克煮水或泡水喝，也可以达到药到病除的效果。但是这些都是辅助治疗，有任何过敏性的疾病，建议以找大夫治疗为主，辅助治疗为辅。

4 清明时节的养生要点

清明养生重在"清"

到了清明节，养生要注重"清"。中医认为到了冬天要进补，而在进补的季节里，很多地区的人们就会吃很多高热量、高胆固醇、高脂肪的食物，肉食吃得过多，但活动少，热量消耗又少，补养大于消耗便导致体内的脂肪代谢产物堆积。进补产生了内热，不活动产生了积热，到了春天，气温回升，经过了立春、春分等，倒春寒也过去了，这时候应该及时清理一个冬天积攒的内热，防治未病。

第一，清血管。血管遍布全身，血管里有一些代谢产物容易沉积在血管壁，产生心血管疾病，有的人血黏稠度比较高，有些人出现脂肪颗粒造成的血管壁损伤。清血管更多的是把这些高脂肪、高胆固醇的不利于身体健康的物质或者代谢物等给清理掉。对于老百姓来讲清血管最好的一种方法，就是食疗养生。清血管的食物主要有葡萄、苹果、红柚、燕麦、坚果、谷类、绿豆。在此特别强调燕麦，燕麦是非常好的食物，它有降低血压、降低血糖、降低血脂的作用。现在"三高"的人越来越多，很多人运动量都不足，我们多吃了食物，消耗又很少，便造成垃圾物质产生，很容易出现"三高"，所以可以食用燕麦降低胆固醇的吸收，促进排泄，起到排毒通便的作用。

第二，清肠胃。清理肠胃的食物有西兰花、洋葱、海带等，许多人不喜欢洋葱的味道，但实际上洋葱是很好的一种蔬菜，它不仅可以促进消化，还有杀菌消炎的作用。海带则有软坚散结和利尿消炎的作用。这两种食物日常应适当地多吃。

第三，清肝气。春天对应人体的肝，肝气在这时候容易旺盛。清肝的食物有菊花，如果在清明节肝火比较旺盛，老爱发脾气，头晕目眩，眼睛泛红，这时候饮用菊花茶就可以缓解上述症状。菊花寒凉，因此胃肠怕凉的人就别喝得太多。如果眼睛还有干涩的症状，可以加点枸杞，枸杞菊花茶就可以解决这个问题。

第四，清心气。保持良好的心态，多做室外活动，当天气比较晴朗，空气质量比较好的时候去郊外踏青，放松心情，是清心气的一种具体的实施方法。

第五，清肺气。跟清心气一样，去室外多活动，呼吸新鲜空气，因为肺主一身之气，肺里面的浊气不能太多，否则容易得肺病，比如咳嗽、哮喘，还有肺心病等。

自古以来，人们就有在清明放风筝的习俗，在放风筝时，人们时而牵线奔跑，时而昂首远望，享受了春日里的喜悦的同时，还能增强体魄。民间还有说法是将风筝送上天空后，将线剪断，任其飘逝，寓意着把一年的病痛和烦恼一同带走。赶上清明这个节气放风筝，气温适宜，视野宽阔，能让人精神放松、健脑益智。放风筝需要学习掌握很多技巧，从而达到"健脑益智"。不仅如此，放风筝还有强身健体、舒筋活血的作用。放风筝时在跑和走的过程中可以舒筋活血，还促进了汗液的排出，舒筋活血的同时肢体会随着风筝来回运动，身体随之适应，所以身体四肢的活动比较充分。现在城市人离不开互联网，低头看手机、电脑的时候非常多，因此容易患颈椎病。现在有这么一句话："**低头是疾病，抬头是健康。**"放风筝时抬头看向蓝天、白云、风筝，可以辅助治疗颈椎病、腰椎病，甚至可以缓解眼睛疲劳。因为现代人用眼过度，造成眼睛疲劳，一些眼睛的疾病也越来越高发，比如干眼症的患者现在越来越多了，利用踏青放风筝的机会，多看一些绿色的植物以及仰头，可以缓解眼睛的疲劳，对于预防或者辅助治疗眼睛疾病也有很好的作用。

5 清明时节推荐的药食同源方

清明时节推荐的食疗药物及方子：

（1）桑叶

清明节气的药食同源的中药推荐桑叶。说到桑叶，民间经常说："**人参是热补，桑叶是清补。**"清补可以简单地解释为清除体内的浊气、热气、内热，就是等于将体内的垃圾排除到体外，这时感到身体非常轻快，这就叫清补。因为桑叶含有丰富的氨基酸，还有一些蛋白质等，可将它加工成一些食品或者保健品来供人们食用。

《本草纲目》中记载桑叶："治劳热咳嗽、明目、长发。"桑叶在临床上常用来疏风清热、清肝明目，眼睛疾病如干眼症或眼睛结膜下出血，中医里因肝火导致的眼疾都可以用桑叶来治疗。虽然食用桑叶很安全，大多数人可以用，但其性偏凉，每个人的体质不一样，使用时还要适当地调整剂量。桑叶疏风清热的功效可以用来治疗肺部的燥咳，如咳嗽没有痰、呛咳。过敏性鼻炎也常用桑叶，因为它有疏风、散风、清热的作用。推荐用 10 ~ 15 克的桑叶泡水喝，这个方法很简单，有过敏性体质，皮肤过敏，眼睛不舒服，或者有燥咳的患者都可以使用。

（2）灵芝陈皮汤

灵芝、陈皮、枸杞子、淮山药、枣各适量。具有养肝健脾、调理肺气的功效。

第六章

谷 雨

祛湿养肝健脾胃
谷雨节气就来到

　　谷雨是二十四节气的第 6 个节气，也是春季最后一个节气，时雨降，五谷百果登，雨生百谷，促使谷类作物生长发育，田中的秧苗初插，作物新种最需要雨水滋润，在谷雨时节，茶树经冬季的休养生息，芽叶色泽翠绿，叶质柔软，富含多种维生素和氨基酸，使春茶滋味鲜美，香气怡人，所以古时人们常有"品谷雨茶"的民间传统。但由于谷雨时节降雨增多，空气中的湿度逐渐变大，在潮湿的环境下，湿邪更易侵入人体。

 ## 1　谷雨节气详解

　　谷雨节气来了，预示着春天将要结束，单从字面上理解，它一定跟农事活动密切相关，所以到了谷雨，广袤的大地上，农民开始了春播春种的日子。《月令七十二候集解》这样写道：**"自雨水后，土膏脉动，今又雨其谷于水也，雨读作去声，如雨我公田之雨，盖谷以此时播种，自上而下也。"**这就说明谷雨的节气与农事活动密切相关。"雨生百谷"，也就是降雨量的多少跟农民的收成密切相关，因为农作物播种了以后需要雨露的滋润，冬天冬小麦返青同样需要雨水，这就是我们经常说的一句话：**"春雨贵如油。"**

2 民俗

民 俗
喝谷雨茶、吃香椿、赏牡丹

到了谷雨，民间的谚语也都跟农事活动密切相关，比如："谷雨时节种谷天，南坡北洼忙种棉，谷雨前后栽地瓜，最好不要过立夏。"这段话讲的都是跟农事有关的一些民俗活动。到了谷雨的节气，春天即将结束，春生、春温的结束预示着夏长、夏热的到来，从中医角度理解是阴阳的交替，春温、夏热、秋凉、冬寒，谷雨时节代表温暖的春天结束了，夏热是炎热的夏天即将到来，也就是阳气最为旺盛的季节将要到来了，而阴气也到了最为低潮的时候，所以总结来说，谷雨是一个季节交替的节气。而季节之交时，我们更应该注意身体，注意养生，注意防病。

而说到谷雨的民俗，我们要讲的第 1 个是喝谷雨茶，谷雨茶又叫二春茶，是谷雨节气前后采集的茶，因为这个时节气候比较适宜，雨露也比较充分，所以茶叶富含营养成分，更适宜饮用。谷雨茶又分 2 种，一种是 1 片嫩芽和 1 片叶子，泡了以后像古代的旗枪，所以叫旗枪茶；另外一种是 1 片嫩芽跟 2 片嫩叶一起泡，叫雀舌。更讲究的是，谷雨茶是谷雨节气当天的上午采集，经过加工以后，这种茶营养成分最高。

明代的许次纾在《茶蔬》中这样写道："**清明太早，立夏太迟，谷雨前后，其时适中。**"谷雨茶非常需要季节性雨露的滋润才能营养丰富、香气逼人，喝起来口味佳，有一种心旷神怡的感觉，对人的身体健康非常好。古人认为"**以茶可以驱腥气，以茶可以防病气，以茶可以养生气**"。《神农本草经》一书中这样写道："**雨前茶久服安心益气，轻身不老。**"所以从养生的角度讲，多喝谷雨茶对身体益处很多。

谷雨还有吃香椿的民俗。北方爱吃香椿的人可能更多，香椿的味道非常诱人，它有清热化湿解毒的功效，所以最好在谷雨节气吃。《陆川本草》中是这样写香椿的："**健胃、止血、消炎、杀虫，治子宫炎、肠炎、痢疾、尿道炎。**"中医讲的三焦，上焦是心肺，中焦是脾胃，下焦是肝肾，香椿对于下焦的一些炎症具有一定的作用。

第 3 个民俗：赏牡丹。谚语这样说："**谷雨过三天，园里看牡丹。**"这句话是说谷雨节气到来以后再过三五天，牡丹花就开了。现在欣赏牡丹的地方非常多，很多市民在工作之余的周末去欣赏牡丹花，也是一种传统习俗。郑板桥在他的诗中这样写道："不风不雨正晴和，翠竹亭亭好节柯。最爱晚凉佳客至，一壶新茗泡松萝。几枝新叶萧萧竹，数笔横皴淡淡山。正好清明连谷雨，一杯香茗坐其间。"郑板桥的这首诗描述了自己当时的一种心境，坐在院里看着翠竹，品着谷雨茶，欣赏牡丹，是一种非常有闲情逸致的生活状态，赏牡丹能让我们的精神放松，学着古人品茶赏牡丹，也是一种养生方式。

3 谷雨时节常见的健康问题及调养

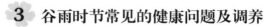

谷雨节气时至暮春，由于天气转温，人们的室外活动随之增加，此时在养生时也应遵循自然节气的变化，进行有针对性的调养。在谷雨节气这2周的时间里不能忘记养肝健脾胃，因为谷雨节气到来后，降雨量逐渐丰富，而春天对应人体的肝，肝火、肝气主升发，所以基于肝跟脾的关系，不能忘记养肝健脾胃。

有这样一个病例：患者为女性，患有慢性乙肝，她每年到了春季情绪都容易波动，肝火容易旺，所以有天她上班以后，因为一点小事，跟别人发生争吵，加上情绪波动，没有食欲，胸腹胀，一天都不觉得饿。这个病例其实很好理解，五行有相生相克的关系，五行中的木对应人体的肝，土对应人体的脾，而木克土就是肝病会很容易欺负到脾，造成脾的功能下降。这就是医圣张仲景写的《金匮要略》中说的一段话："**夫治未病者见肝之病，知肝传脾当先实脾。**"因此见到肝病的患者，要清楚肝一定会"欺负"到脾，也就是说会影响到脾的消化吸收，所以对肝病患者一定要实脾，即健脾，防止肝火、肝气不疏，造成脾的功能下降。中医认为脾是后天之本，营养的主要来源，所以脾功能下降了以后，会出现各方面的功能失调。

春三月中肝火需加个"更"字，因为春天是肝活跃的日子，肝火特别大，肝气上升，这时候如果情绪波动大，"欺负"脾的可能性比其他季节要相对多一点，我们要把脾保护好，一定要"当先实脾"。肝郁脾虚，所以医圣张仲景在《金匮要略》里写道："**见肝之病，知肝传脾，当先实脾。**"中医的临床大夫，发现有肝病患者，让其要首先保护脾胃，防止被肝所"欺负"。

说到脾，有这么一个病例：一个 38 岁的男性患脂肪肝，一米九的个子，体重达 280 千克，饮食无度，饮酒无度，平常又不运动，十几年脂肪积累过多，导致体重超标，且起了满身的湿疹。湿疹与脾胃跟肝关系密切，更多是跟脾的关系比较密切，中医认为湿有内湿和外湿之分，而内湿是因为脾胃的消化功能下降，造成了运化水湿的功能降低，这个患者体重过高，脾的功能是下降的，也就是代谢不了他吃的那些食物，造成体内堆积的脂肪越来越多，所以治疗时要祛湿。而外湿是因为谷雨节气降雨量逐渐增高，这时候如果外湿也有，内湿也有，那么湿疹就会反复出现。从这一点来说湿疹跟脾有关系，脾的功能如果正常了，运化水湿正常，湿疹就容易消失。所以只要有湿疹我们首先要考虑脾的功能好不好，其次患者居住的环境是不是潮湿，外湿内湿合二为一，造成了湿疹的反复出现。所以针对该患者不但要调理他的脂肪肝、降血脂，还要祛湿。因为这个患者非常有毅力，他在医生建议下"管住嘴，迈开腿"，坚持锻炼和饮食控制，再加上服用祛湿的中药，这几个方法并用解决了湿疹和脂肪肝的问题。饮食上改吃流食，戒酒，每天走 10～15 千米，因为他不能负重太多或者做剧烈的运动，只能通过慢跑或者散步来锻炼，一年之后他所有的肝功能都正常了，体重减了 80 千克，身体轻快了很多。饮食方面，可以用"清补"的方法来解释，清理湿热，让体内垃圾都及时排出体外，消化功能正常之后，垃圾停留的时间就不会像原来那么长了，这时候身体就逐渐好了，也变轻快了，这就是从脾的角度来治疗脂肪肝加湿疹。

另有一位肝硬化腹水患者，也是从脾治。从脾来治疗很多肝病的效果都非常好，其中有以下 2 点介绍给大家。肝硬化腹水的患者不但腹水严重，脾的功能下降，还有腹胀如鼓、躺卧困难，甚至逐渐会发展成胸腔积液，水在体内胸腹中，占用空间较大，患者自然就吃不下饭，小便变少，精神特别弱。大夫给他开的中药，以健脾利水、温阳化气为主，还有益气的药，如黄芪、党参，还有一味宣肺利水的药。有一个著名的治疗腹水的方法，叫"提壶揭盖法"。很多人都知道紫砂壶盖上都有个眼，空气进入水才能倒出来，把这眼堵住以后，水是倒不出来的，而中医认为把"眼"打通以后，腹水和胸腔积液就会消失，所以针对这位病人就用了该方法。这个方法是由著名医家朱丹溪发明的。中医认为水肿类疾病主要跟3个脏器有关：第一，肾主水，排泄功能主要由肾来管。第二，肺主通调水道，水道的畅通跟肺有关系。第三，脾主运化，水湿正常的代谢依赖脾。所以很多人眼睛肿、腿肿，就会考虑是否是肾出现了问题，当然从顺序来说肾是最重要的，但是也要考虑脾功能和肺功能正常与否，这才是中医治疗水肿的正确方法。以上3个例子都说明了在谷雨的节气，随着降雨量的增加，潮湿的环境对脾是一个严峻的考验。

　　还有一个慈禧太后的例子。在光绪三十年，慈禧太后得了头晕、眼疾，她的病其实与肝血不足、肝火亢盛密切相关，春天对应人体的肝，肝气升发、肝阳旺盛，肝火和阳气并举的时候，就会出现扰乱清窍，头晕的症状。肝又开窍于目，眼睛跟肝功能有直接关系，肝血可以养目，所以眼睛相关的病多与肝血不足有关。阳气过为旺盛，肝火、肝阳和气候结合起来就造成该症状的出现。所以太医给慈禧开了一个膏方——清热养肝活络膏，其由十几味中药组成：生地、杭芍、酒当归养血柔肝；羚羊角可以清心火；天麻疏风，治疗头晕目眩；而僵蚕可以治疗皮肤的瘙痒，又可以祛风；川秦艽和橘红、川贝母、枳壳可以清肺润燥，还可以理气祛湿。将以上这些药炼蜜为膏。这个方子以清心开窍治本，通经祛痰、清热明目治标，它是调理和治疗相结合的一种中药的剂型，而这种膏方其实有四大作用：一是平衡阴阳；二是调和气血；三是扶正祛邪；四是培补五脏。为什么谷雨节气头目的疾病高发呢？因为春天是多风的季节，肝气主升，阳气旺盛，所以春天的疾病以头目疾病和过敏性疾病高发为主。以上这几个例子不难看出，春天对应人体的肝，肝跟脾胃的关系密切，肝克脾土，所以在谷雨这个节气，重视脾胃是预防疾病很好的一种思路。

4　谷雨时节的养生要点

养肝健脾胃，突出"养"

现代人常常会出现肝血亏虚的症状，如眩晕、眼睛干涩等，这些虽不是严重的疾病，却又时常困扰着人们。中医理论讲："肝属木，喜条达。"作为春季最后一个节气的谷雨是养肝护肝的最佳时节，如果不注意调养，肝气升发太过，或是肝气郁结都易损伤肝脏。在谷雨时节的养生应该注意：养肝健脾胃，要突出"养"。

首先，要控制情绪，保持良好的心态。《黄帝内经》云："春三月……广步于庭，被发缓形。"我们春三月的时候要做室外活动，因为外面温度升高，没有冬天寒冷。快步走其实对关节并不好，而且还容易出现意外，所以古人往往在春三月**"被发缓形，以使志生"**。"志"就是情志，情志就是人的精神状态，精神状态佳，就可以预防很多疾病，肝主疏泄的功能也可以得到有力的保证。

第二，生活规律不熬夜。说起正常作息，很多上班族是做不到的。现在中青年经常熬夜的人占多数，而且是一两点钟才睡觉，这种情况下很容易造成肝气不疏，出现亚健康问题，甚至将来发展成疾病。有这么一个病例：一个小伙子，走到挂号室，不知道挂什么

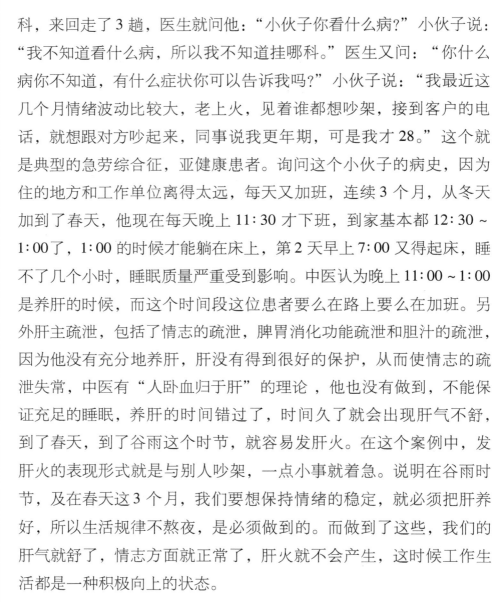

科，来回走了 3 趟，医生就问他："小伙子你看什么病?"小伙子说："我不知道看什么病，所以我不知道挂哪科。"医生又问："你什么病你不知道，有什么症状你可以告诉我吗?"小伙子说："我最近这几个月情绪波动比较大，老上火，见着谁都想吵架，接到客户的电话，就想跟对方吵起来，同事说我更年期，可是我才 28。"这个就是典型的急劳综合征，亚健康患者。询问这个小伙子的病史，因为住的地方和工作单位离得太远，每天又加班，连续 3 个月，从冬天加到了春天，他现在每天晚上 11:30 才下班，到家基本都 12:30 ~ 1:00 了，1:00 的时候才能躺在床上，第 2 天早上 7:00 又得起床，睡不了几个小时，睡眠质量严重受到影响。中医认为晚上 11:00 ~ 1:00 是养肝的时候，而这个时间段这位患者要么在路上要么在加班。另外肝主疏泄，包括了情志的疏泄，脾胃消化功能疏泄和胆汁的疏泄，因为他没有充分地养肝，肝没有得到很好的保护，从而使情志的疏泄失常，中医有"人卧血归于肝"的理论，他也没有做到，不能保证充足的睡眠，养肝的时间错过了，时间久了就会出现肝气不舒，到了春天，到了谷雨这个时节，就容易发肝火。在这个案例中，发肝火的表现形式就是与别人吵架，一点小事就着急。说明在谷雨时节，及在春天这 3 个月，我们要想保持情绪的稳定，就必须把肝养好，所以生活规律不熬夜，是必须做到的。而做到了这些，我们的肝气就舒了，情志方面就正常了，肝火就不会产生，这时候工作生活都是一种积极向上的状态。

第三，要多吃绿色蔬菜。中医认为青色是养肝的，青、赤、黄、白、黑对应的五脏肝、心、脾、肺、肾，所以青颜色的即绿色的蔬菜是养肝的。因此要多吃绿叶菜如菠菜、芹菜、油菜、芦笋等，少吃辛辣的食物如辣椒、生葱、生姜、生蒜。

谷雨时节养生的重点是养肝健脾胃。控制情绪、规律作息，多吃绿叶菜可以帮助我们很好地养肝。当然健脾胃也很重要，虽然脾胃对应的不是春天，但是因为春天时肝老"欺负"脾，不注重健脾胃，脾胃在春天的3个月被肝天天"欺负"着，也许就生病了。可以多吃一些莲子、红薯、扁豆、豇豆、香菇、薏米等食物来健脾胃，中医认为健脾胃的食物既健脾又利湿，如薏米，薏米就是健脾利湿的典型食物。脾胃最主要的功能是把身体中多余的水湿排泄掉，很多人喝了一杯水、一碗汤，3个小时排泄不出去，这是因为脾的功能下降了，而健脾利湿的薏米就能化解这些症状，既健脾又可以帮助水湿排泄。即使脾的功能下降了，脾功能弱了，脾虚了，食用薏米也能缓解症状，具有类似效果的还有冬瓜、茯苓。红枣、扁豆还有山药这些则是健脾但不利水的食物。所以健脾利湿是两个概念，健脾是一类，利湿是一类，有的是两者兼而有之，所以要分清是否脾虚。只是在这个季节，我们为了预防疾病，这两种食物都可以吃。而如果水湿代谢异常，脾的功能下降，出现一些症状，那健脾利湿的药可以同时服用，如上文湿疹的患者，小伙患脂肪肝，他不但有脾虚，运化功能下降，还有湿气的产生，所以健脾利湿的中药就适合他，如冬瓜、薏米、茯苓这些。但是如果是说第1个肝郁脾虚的女士，没有水湿的症状，可以更多地推荐她吃点山药、莲子、红枣，不用祛湿。每个人具体的情况不同，中医讲辨证论治，所以到了谷雨养脾胃时，健脾胃的方法要因人而异。

在谷雨这个时节，北方是多雨的季节，而南方即将迎来梅雨季节，因此不论南北方都要做好健脾的准备。当然南北方也有差异，北方的降雨量相较于南方要少，多风少雨的季节可能仍在持续，所以这时候祛风是养生的重点，祛湿并不见得多。而到了夏天，北方南方都是潮湿的季节，全国各地的人都要注意祛湿了，因此健脾祛湿，到了夏季要更多注意一些。

5 谷雨时节推荐的药食同源方

谷雨时节推荐的食疗药物及方子：

（1）山药

药食同源的典型为山药。我们常吃的山药，更多的是菜山药。山药品种也有很多，如铁棍山药，是入药的主要来源。"神仙之食"山药先后天都补，既可以补先天的肾，又可以补后天脾胃，人体所有的营养几乎都是靠后天脾胃来补充、消化、吸收。而先后天都补的药食同源的山药是为数不多的一种，影响着人体的生长发育及衰老的全过程。所以在《神农本草经》中将山药列为上品，中药有上品、中品、下品，上品有补益的作用。《本草纲目》中这样写道："**山药主头面游风，头风眼眩下气，止腰痛、治虚劳羸瘦充五脏、除烦热。**"山药可以治疗头面的游风，还有眼眩，也就是头晕目眩，还可治疗一些因为营养不足造成的血虚。因为山药还有补肾的作用，腰为肾之府，所以还可以治疗腰疼。山药可以补先天的肾，缓解后天的营养不足造成的一些虚劳症状。很多消瘦的人用山药来补，因为它的淀粉含量比较高，所以建议一些便秘的人不要吃。就山药的食用来说，对于大便稀、脾虚的人，山药效果最好。食用的方法多种多样，蒸、煮、炒都可以。这里我推荐做山药粥，山药粥一是方便烹饪，二是可以健脾和胃。山药健脾，粳米可以养胃，脾胃为后天之本，当身体各方面消化功能正常了，营养吸收改善了，我们就做到了谷雨养脾胃。

（2）虫草花葛根汤

虫草花、葛根、赤小豆、枣各适量。清热护肝，祛湿舒筋。

（3）扶脾益阴汤

乌药、桂枝、高良姜、党参、玉竹各 10 克，降香、白芍、香橼皮各 12 克，百合 15 克，丹参 30 克，砂仁、炙甘草各 6 克。水煎服，每日 1 剂，30 日为 1 个疗程。

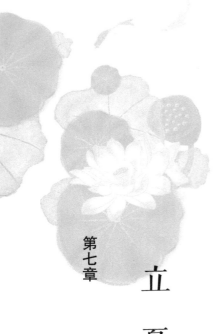

第七章

立 夏

养心要做好
立夏夏天到

立夏是二十四节气的第 7 个节气，也是夏季的第 1 个节气，表示夏季的正式开始。"梦夏之日，天地始交，万物并秀"。立夏时节温度明显升高，严暑降临，万物生长欣欣向荣，因此夏天是一个生长的季节。中医认为人们在春夏之交要顺应天气的变化，重点关注心脏。心为阳脏，主阳气，心脏的阳气能推动血液循环，维持人的生命活动。

1 立夏节气详解

《月令七十二候集解》中这样写道："立夏，四月节。立字解见春，夏假也，物至此时皆假大也。"立夏代表夏天真正到了，从中医来说，阳气最为旺盛的季节到了，从农事活动来说春天播种的一些农作物到了快速生长期，所以叫立夏。

2 民俗

立夏时农事活动非常繁忙，与降雨量直接相关。降雨量不够，农作物的生长就会出现问题，太多则会造成洪涝灾害。所以民谚这样写道："立夏不下，犁耙高挂。立夏无雨，碓头无米。"

3 立夏时节常见的健康问题及调养

中医认为夏天是阳气最为旺盛的季节，阳气外发、伏阴在里，也就是说阴气逐渐到了最低潮，阳气达到最高潮。春生、夏长、秋收、冬藏，夏天是农作物的快速生长期。中医认为这个季节的阳气跟一个脏器关系最为密切，那就是心脏。春养肝、夏养心，这点非常重要，心脏阳气主宰人体的生命，推动着血液循环。中医讲，心是神之本、脉之宗，它的阳气可以温养全身的所有脏器，保障五脏六腑的功能正常，还有调节体内的汗液、水液代谢的作用，所以心脏在人体中非常重要。夏天是暑热当令，夏天要防暑热，而当到了长夏的季节，降雨量增加的时候要防湿，针对暑、热、湿，多加注意，才能预防疾病。

中医认为夏季是一年中阳气最盛的季节，也是人体新陈代谢最旺盛的时期，人体阳气外发伏阴在内，气血运行也相应地旺盛起来，因此立夏要防心脏病。中医讲心脏有 2 个功能，一是主血脉，这里包括主血、主脉，人体离不开血液，血液如果不流动，就会造成瘀血。心气可以推动着血液在全身周而复始地循环，供给所有的器官、脏腑，维持它们的功能和所需要的营养物质。如果心主血脉的功能出了问题，心气不足了，就会出现现代医学所说的心律不齐、期前收缩，甚至早搏等问题，所以心气不足对于循环系统的影响比较大，间接地也影响了全身的生理功能。

二是心主神明。中医认为广义的"神"是指人的一切外在的生理活动，狭义的"神"是指人的意识思维活动，比如说年轻人失恋了，叫伤心；小男孩非常淘气，学习还不好，家长操心；当你外出了，父母非常想念、担心你。这些都是人们生活中习以为常的对"心"的一种解读，实际上也是我们中医说的心主神明的一部分，心参与人的意识思维活动，这个功能出了问题，一定是大的问题，而且与心的功能密切相关。

病例：有一位48岁的女性，老公陪着她来看失眠，患者失眠已有将近1年，每天只能睡2个多小时，还吃少量的安眠药，患者睡不着觉就会焦虑，她老公被折腾得也快失眠了。医师通过望闻问切给病人做了一个诊疗。该患者面色苍白，口唇发淡，中医讲的面色的好坏与心的血液的运行，也是血液循环有着密切关系，当然也与心气有关系。而且患者眼神无力，目光黯淡。大夫问："你睡眠有什么问题？"她先吸了一口气才说："我入睡就困难，睡着了也睡不实，老容易醒。"说这几句话的时候，气力不足、声音低微，中医来讲为心气不足，在交流的过程中大夫发现患者口中有异味，俗称口臭。中医认为描述这些症状的时候，要考虑患者的接受度，所以经常写口中异味，而不写口臭。问诊的过程中也发现她反应比较慢，而且说话的时候气力不足。切脉以后发现她的脉象沉细，代表了病在里、气不足，也就是心气不足，所以辨证为肝郁脾虚，心气不足。于是用了疏肝理气、健脾的药，当然也有一些清热的药。用醋柴胡、郁金、远志、石菖蒲、炒枣仁、太子参、炒栀子等这些药，开了7服，并嘱咐她应该配合治疗的几个方面。患者当天晚上就给大夫打电话说："大夫，我上网查了您这12味中药，我看治疗睡眠的不多，吃这药能管用吗？"患者出现了焦虑，还没吃就先给这个药方下了定论。听她说完她的担心以后，大夫解释说："中医治病讲整体观念，辨证论治，你还没吃药，怎么知道不管用，你这个情况我帮你分析一下，首先存在肝郁，中医认为失眠分2个方面，一是肝，二是心。因为肝有疏泄功能，疏泄中的3个具体的方面，有一个叫疏泄我们的情志，我从哪看出来你有肝郁？口中异味。"在临床上从很多女性的疾病表现中发现了一个特点：口中异味，男性的口臭多因吃喝无度加上抽烟，而女性口中的异味，往往与情志有关，比如精神方面的病，抑郁症、焦虑症，失眠患者往往口中有异味。所以这个患者是因为肝郁而导致的口臭，从这一点来说，中医认为长期失眠，不管是谁多少都有点肝郁，而女士肝郁表现得比较明显，肝郁就会"欺负"脾，肝克脾，所以她还有一些食欲不振、消化不良的症状。所以就用疏肝的方法，肝气疏了，情志随和了，睡眠的质量就会有所改善。第二，失眠与心密切相关。立夏要养心，心主神明，当心思虑过度就会劳伤心脾，这位病人睡不着觉，本来平时想的问题就多，而且经常会纠结，睡不着觉的状态下，瞪着眼想得更多了，所以往往思虑过度，造成心神不宁。先给她疏肝，再健脾，再加上清热和养心安神的药。但是她不能理解，认为药效不足，治疗失眠的药太少，效果一定不好，给她解释以后她慢慢能理解了。大夫继续给她解释道："中医讲的12味中药在一块，经过泡和煎煮的过程，互相产生了新的作用，这种情况下，就不是12味中药作用的简单相加。"她似乎有点理解了，在吃药7服以后感觉好了一些，后来不用

第
七
章

立
夏

吃安眠药也能入睡。所以中医治病时跟患者的沟通很重要。总结两点：第一点，跟患者沟通，让其有信任感，当然期望值又不能过高，期望值过高没达到效果就会导致患者更加焦虑。第二点，跟患者分析病情的时候，要用通俗的语言让患者能听懂中医理论的思维方式，反过来又要强调患者自身配合治疗的重要性，口碑好的中医大夫一定也是很好的心理学家。后来这位病人复诊的时候，又给她加了一些镇静安神的中药，如珍珠母、生石决明、生龙骨等，她的症状在逐步改善，半年以后便痊愈了。我们经常说中医治病跟打仗一样，先治哪个，后治哪个，佯攻是什么，主攻是什么，层次一定要清楚。第1个方子要解决什么，第2个方子要解决什么，都是有步骤的。急则治其标，缓则治其本，都是强调中医治疗的科学严谨和层次感。

《黄帝内经》认为"生病起于过用"，过怒、过喜、过思等情绪都会影响人体的气血运行而产生相应的疾病，所以我们在日常生活中，凡事要坚持适度原则。中医认为疾病分为两大类，第1类叫外感六淫，第2类叫内伤七情。怒伤肝、喜伤心，《儒林外史》中讲到范进中举，范进努力考取功名，却连年失败，考不上举人、状元，但是他不灰心，有坚韧不拔的毅力，到了54岁时，终于考中了，一高兴却疯了，喜伤心。他的岳父大人胡屠夫，范进平常就害怕他，因为这个人脾气不好，所以看到自己的女婿疯了后，一巴掌就给他打醒了。按中医讲，喜伤心，痰迷心窍，影响了神经系统，所以他出现了癫狂，而这一巴掌以恐惧来治愈他的痰迷心窍。当然这种方法值得商榷，现在谁也不会这么做，但是在当时那个时代，胡屠夫不懂得中医，也不懂得西医就只能出此下策。从这个故事可以得出一个结论，任何事情都要掌握"度"，中医认为不论是什么，过度过量都会影响身体的健康。《黄帝内经》说过：**"久视伤血，久卧伤气，久坐伤肉，久立伤骨，久行伤筋，五劳所伤。"**这些都说明要掌握"度"，所以人遇到喜事是好事，但是不能过喜，否则会出现疾病。

病例：在 2013 年的一天，立夏以后天气比较热，上午10：30，一个 24 岁的小伙子在办公桌前突然猝死了，细查这个小伙子最近两三个月的生活轨迹，发现他连续两个月加班，每天睡觉不到 4 个小时。那天同事看他突然趴在桌子上，怎么叫都不醒，赶紧打 120，医护人员抢救了半天，也没救过来，一个鲜活的生命就这样结束了。所以我们不能长时间透支自己的身体，加班加点地工作、学习，都不能过度，这就是我们说的生病起于过用，也是中医所讲的什么都要掌握一个度。从此项不幸的事例可以看出，心脏是非常重要的一个脏器，这方面的养护在日常生活中非常重要。以上几个例子可以看出中医讲的"心"与现在医学的"心"虽然有不同，但又有相同的地方。《黄帝内经》说：**"心者君主之官，神明出焉，五脏六腑之大主也，精神之所舍也。心者生之本，神之变。"**这段话也阐明了心脏的重要性，生之本就是生命的根本，心是五脏六腑的最重要的脏腑，所以叫君主之官。现代医学说心脏是循环系统的重要脏器，所以中西医对心脏的重视程度是一致的，都认为心脏很重要。中西医也都认为心脏与我们的精神活动有密切关系，现代医学认为情绪的波动亢奋、急躁都会影响心脏的功能，甚至会使心脏出现异常。比如心梗的患者，病因其实是精神上出问题了，突然的大怒、生气或者劳累过度都会影响病情，但是中医认为心脏主神明，所以思虑过度会伤心脏，从这点来说，中西医又有一致的地方。中西医都认为心脏方面的疾病病程一定是比较迅速的，甚至是不可逆的，也就是非常严重，所以从这一点来说，保护心脏即养心就显得尤为重要了。

4 立夏时节的养生要点

> 精神要安静、生活要规律、饮食宜清淡

在中医理论中，人和自然界是一个统一的整体，自然界的四季消长变化和人体的五脏功能活动相互关联对应，心对应"夏"，也就是说在夏季心阳最为旺盛，所以这个时节我们要重点养护好心脏。心脏这么重要，到了立夏怎么养心？其实围绕一个字，安静的"静"。由于心参与了人的意识思维活动，人心情的好与坏和思虑多与少，这些都对心脏的健康有直接影响，这时候就要强调"静"，这个"静"可以是养生的一种态度和养生的具体形式。从中医角度讲，身体需要有一个很好的休息过程。夏三月开始了，夏天整个 3 个月的时间都要养护心脏。《黄帝内经》这样说：**"夏三月此为蕃秀，天地气交，万物华实，夜卧早起，无厌于日，使志无怒，使华英成秀，使气得泄，若所爱在外，此夏季之应，养长之道也。"** 这句话是说"天地气交"，天人相应，天上的阳热下落，地气的蒸腾之气上升。"夜卧早起"，就是要保持充足的睡眠。这里"无厌于日"，现在很多人到了夏天特别讨厌太阳，其实太阳是自然界送给人类最好的礼物，"无厌于日"就是夏天要适当地晒太阳，对人体也非常有好处。冬天是"必待日光"，夏天"无厌于日"，所以很多人涂了防晒霜，一出门弄一把太阳伞，再涂防晒霜，一点都不接受太阳光，建议早晚适当地晒太阳，对身体大有好处。"使气得泄"是说人不要压抑，中医认为导致疾病的原因为邪气，既然有邪气在身体中产生，就要发泄出去给邪以出路。所以从这个理论来说，夏天的养生之道最主要是养心，还有一个精神养生的内容贯穿始终，即要顺应自然，做好精神养生，这才是夏天养心最主要的方面。

第一点，精神养生应该做到"静"字。首先在夏天我们大脑的思维精神活动不要太活跃，不能思虑过度，也不能经常想一些不愉快的事情，遇见生气的事，要及时地将不良情绪发泄出去，不能让它留在体内，否则会影响心的功能，这样就会出现一些疾病。所以在立夏的时候，保持良好的心态，多做一些比较养心的活动，尽量不做剧烈运动，当然熬夜也会影响身体的机能。什么是安静的活动？比如琴棋书画，自己在静谧的空间内独自完成，不需要跟别人交流，能够使自己的心静下来，静就是我们中医讲的心静。精神养生的范畴，可以指导我们的生活，防暑降温，预防心脏病的发生。

第二点，平时生活中我们也要做到生活规律，减少剧烈活动。很多人生活没规律，不利于心脏的休息。所以我们在夏天的时候尤其要注意保持生活规律。夏天白天时间长，工作时间长，消耗体力就大，再加上夏天很多人苦夏，吃饭时间不规律，造成营养的不足，导致消耗大于补充。在生活规律方面，保证睡眠质量很重要。这里建议大家睡午觉。中医认为23：00～1：00，11：00～13：00，即子时和午时，这个时间段要保证睡眠，对身体健康特别有好处。应该这样理解**"子时大睡，午时小憩"**，子时大睡，在晚上要深睡眠；中午时分稍微休息一下，这样对于安度夏天、保护心脏、养生健康都非常有好处，所以从这点来说，我们在生活上应该要有规律。

第三，饮食宜清淡。因为夏天消耗大于补充，虽然说有些能量也得补充，但是绝对不是大鱼大肉，适当地多吃一些蛋白质含量高的食物，如鸭肉、鸡肉、鱼肉，夏天消耗大，所以我们应该多吃一些五谷杂粮、蔬菜、水果，蔬菜水果建议多吃一些含水量高的，因为夏天出汗多，西红柿、冬瓜、黄瓜这些都可以适当多吃，尽量少吃一些辛辣的食物，如辣椒、牛羊肉、猪肉，尤其是肥猪肉，营养均衡最关键。当然各地的差异是不一样的，比如南方阴雨连绵，需要加一些祛湿的食物，比如：薏米、山药、莲子、冬瓜等，北方尤其是东北地区，这时候早晚天气凉快，是适合避暑的地方，没有那么炎热，所以适当地应多吃一些益气健脾的食物，如莲子、扁豆、山药。

5 立夏时节推荐的药食同源方

立夏时节推荐的食疗药物及方子：

（1）桂圆

立夏的药食同源类的中药为桂圆，人们常吃的新鲜的龙眼，又叫桂圆。在《中华人民共和国药典》（2015 版）上这样说："**桂圆，性温味归经：甘、温。功能与主治：补益心脾，养血安神，用于气血不足，心悸怔忡，健忘失眠，血虚萎黄。**"它具有健脾养心的功效，所以推荐思虑过度、劳伤心脾的人多吃桂圆。它还具有养血安神的作用，有的人是血虚，心神不宁，用它效果就比较好。"心悸怔忡"就是心慌、心悸气短，这时候也推荐用桂圆。桂圆还有改善健忘失眠的作用，记忆力下降的人平常吃点桂圆，还可以补益心脾，起到辅助治疗失眠的作用。对于血虚，口唇颜色发淡，面色苍白的人，也可以用桂圆。但是有一点需要注意的是，桂圆性偏热，所以容易上火，一次不能吃得太多，太多会影响消化，出现口腔溃疡。所以我们要适量地食用，根据每个人体质的不同，选择性地食疗，只有起到补益身体的作用，而且没有明显的副作用，才能达到养生保健的目的。

（2）桂圆枸杞炖鸡汤

枸杞滋补肝肾，桂圆健脾养心，所以五脏中的四脏全补了，再加入鸡肉，有养胃养血的功能，所以该食疗的方法治疗气血不足、心脾两虚的效果非常好。

（3）西洋参莲子汤

西洋参、宣莲、银杏果、芡实、枣各适量。该方具有益气养胃、健脾化湿的功效。

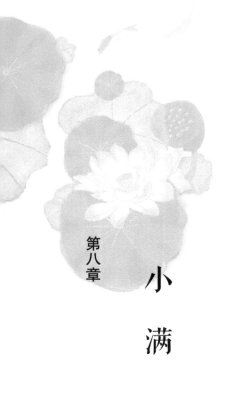

第八章

小满

小满暑湿较重

补脾清心祛暑

小满是二十四节气的第 8 个节气，小满时节气温明显增高，我国大部分地区已经进入夏季，气温升高的同时雨水也逐渐增多，因此在这一时节暑湿病重，中医把对人们身体健康有负面影响的高温高湿称为热邪和湿邪。

1 小满节气详解

一听"小满"这个词，就应该知道它跟农事活动密切相关。《月令七十二候集解》中这样写道："**小满，四月中。小满者，物至于此小得盈满。**"从这句话来说，小满给人小小满足的感觉，指春天播种的或者冬天播种的一些农作物，到了快速生长期，已经结果了，小得盈满，但还没有到完全成熟期，所以叫"小满"。

76

"小满"还有另外一个含义，它预示着雨水的丰裕程度。农作物要靠自然界雨露去成长，也就是说雨水的多少跟日后收成的好坏密切相关。从中医的角度来看，中医认为天人相应，自然界跟人密切相关，如果自然界的气候正常，发病率就会降低，如果自然界的气候异常，发病率就会出现异常，甚至增高。比如夏天炎热的气候，如果持续的时间长，气温过高，心脏不好的人承受力差，就容易造成心脏病的突发，这个就是疾病跟季节的关系，中医认为的天人相应就是这个道理，我们一定要顺应自然的规律。

2 民俗

民 谚

小满小满，麦粒渐满

这几年很多地区把野菜搬上了餐桌。我记得小时候当榆树发芽的时候，用榆钱跟棒子面一块做成窝头，非常好吃，而且它有一种食疗的作用。在人们的餐桌上经常可以见到的野菜还有苏叶、薄荷、鱼腥草、板蓝根和藿香等，苏叶有祛腥和辛温解表的作用；薄荷辛凉解表；鱼腥草在有的地区叫作折耳根，中医用它来治疗肺部感染，但它有一种腥味，有些人吃不惯；还有板蓝根、鲜藿香，这些都是这几年老百姓到了春夏之交，特别愿意吃的一些野菜、苦菜，或者说这也是一种食疗法。在小满时节，有一种植物开的花非常好看，叫石榴花，石榴开的花是火红色的，代表了日子红红火火，而在新娘的衣服、被褥上绣上石榴寓意多子多福。中医里石榴可以生津止渴，收敛固涩，对腹泻有收敛固涩的作用，也有止血止泻的作用，这些都是我们在生活实践中慢慢发现的。现代科学研究发现，红石榴中的多酚和花青素这 2 种物质可以抗衰老，而且比很多水果含量都高，所以我们认为石榴是抗氧化功能非常好的一种水果，对保护心脏、抗衰老有很好的作用，而且可以降低胆固醇，降低血糖，因此夏天吃石榴可以达到养心的目的。

其次这个时节的特点是易患暑湿感冒，暑湿感冒特别有季节性，只有夏天这 3 个月最常见，但是海南一年四季都偏热，暑湿感冒一年四季都常见，本书中讲得更多是四季分明的地区，也就是以北方为主，以夏天暑湿感冒常见。

首先给大家讲一个清代的病例，《清宫医案精选》中记载着光绪的一个病例：在光绪二十一年闰五月二十一日，光绪皇帝突然出现了身体不适，脉象是"左（寸）关浮弦"右关见滑，蓄有湿饮，感受风凉，无汗头闷，（憎）寒腿软，御医予疏风清热代茶饮调治。清代医案中的代茶饮，跟现在的代茶饮不一样，一说代茶饮，一般人可能会认为当中肯定有茶叶，但其实很多代茶饮根本就没有茶叶，所以大家不要误认为代茶饮中就一定有茶叶。代茶饮指的是频服，不像喝中药是早晚各喝一次，而是一会喝两口，过一会又喝三口。

有很多中药，比如紫苏叶、防风、荆芥、陈皮、白芷、川芎、香薷，都可芳香化湿，辛温解表或辛凉解表。因为这个药方的组成考虑了季节性，用于治疗热伤风，即暑湿感冒，有强烈的季节性，因为夏天到了小满，降雨量增加以后，水汽的蒸腾增多，就产生了外湿。针对暑湿，中医更多地强调芳香化湿、清热解表、疏风解表，而这个方子也起到了疏风解表、祛湿化饮的作用，对于内蓄湿饮、外感风凉、无汗、头闷恶寒，腿软都有效，所以从这点来说，方中的香薷、藿香是必备的。夏天是阳气最为旺盛的时候，要保护好身体中的阳气，所以《黄帝内经》中强调了"春夏养阳"的道理，如果说在湿气比较重的季节，阳气又没得到很好的保护，导致湿阻阳

气，就会出现一些疾病，如热伤风，暑湿感冒也跟阳气被困有一定的关系。

3 小满时节常见的健康问题及调养

夏天要养心，外感六淫邪气，要防暑跟湿，所以这个时节最容易得的一个病或者说应该预防的一个病叫热伤风。中医的感冒分了3种类型：一是风寒感冒，冬天常见；二是风热感冒，一年四季都可能见到；三是暑湿感冒，暑湿感冒特别有季节性，只有夏天这3个月最常见。

病例1：有一位男士，说话的时候带有鼻音，而鼻音是典型的夏天的热伤风的症状之一。症见鼻塞、流鼻涕、低烧37℃多，嗓子有点疼和头昏明显，严重的时候，热伤风的症状还可以出现头重如裹，就是头沉重地好像裹了一层布似的，患者有时候还怕风。这位男士不仅具备这些症状，还有一些清鼻涕，以及轻微的咳嗽。夏天很多人贪凉，这个患者晚上在家里睡觉的时候没关窗户，到了夜里是阴气上升，阳气潜伏，所以晚上有一些夜风顺着窗户就进来了，因为夏天热，又没开空调，使用自然风降温、防暑，因为没盖被子，所以降温的幅度比较大。因为小满的时节还没到最热的时候，所以外邪进入以后，他就出现了热伤风。肚子也没盖，所以第2天早晨大便也稀了，黏腻不爽。医生给他用了藿香正气散加减，吃了以后2周才痊愈。冬天时风寒感冒也许治疗1个礼拜就无大碍了，夏天治疗起来为什么时间这么长呢？这就是中医说的外感六淫邪气的湿邪的特点。中医认为湿邪致病的最大特点是缠绵难愈，老是有不爽利的感觉，但没到严重的程度，可恢复得又特别慢。所以夏天要防热伤风，也就是说要防暑湿还有热对人体的损伤。当然夜间要防寒，因为夜间气温下降，尤其在降雨以后，一些寒邪侵袭人体，导致着凉，可能出现腹泻和感冒。所以夏天复杂的外感六淫邪气，可以合而为病，间杂的许多因素造成夏季特有疾病，小满的时节就是复杂环境的开始，所以我们应该加以注意。

自古以来，藿香正气散在临床上被广泛使用，现代人们更是将其作为家中常备的药品之一。很多人都知道，藿香正气散这个方子流传一千年了，它是宋代《太平惠民和剂局方》里的一个名方，这本书里记载了这个方子的组成、功效和发展，仅 130 字左右，但是这个 130 字左右的方子居然经历了 1000 年，还在临床上被广泛地使用，尤其是夏天。该方组方之严谨，科学道理之深厚，是很多方子不能比拟的，所以这个方子又称为"千年第 1 方"。它的组成大概有藿香、茯苓、大腹皮、紫苏叶、白芷、橘皮、桔梗、白术、厚朴等，具有芳香化湿、健脾和胃的功效，所以对于外感性的热伤风、腹痛、腹泻，效果非常好。

病例 2：在 20 世纪 60 年代的南方，有一家医院来了一位病人，为急腹症，肚子疼了 2 天了，也找不出是什么原因造成的，化验检查白细胞等免疫功能指标都正常，但是究其病因，却不知道是肠梗阻还是阑尾炎，还是其他的什么原因造成。当时有一种医学方法叫剖腹探查，也就是把腹部疼痛的部位剖开，通过外科的手术来查看、诊断病因。剖腹探查是当时那个年代通过外科手术来诊断疾病的一种方法，很多人对外科手术都有一种恐惧心理，还有很多顾虑，所以这名患者跟他的家人坚决反对，大家都知道手术需要家属签同意书，家属不签字，就没法做剖腹探查，西医大夫没办法，最后只能请来一位中医。请的是当时他们院里的一位老中医，通过望闻问切，这位老中医凭自己的经验，觉得患者应该是藿香正气散的主治症状，因此开了藿香正气散，2 服药下去，这位病人微微汗出，疼痛立马缓解，所有症状消失。老大夫解释说，患者的症状表现是湿困脾胃造成的，中医认为脾胃在中焦，所以中焦失困，脾胃运化功能失常，也就是说造成了经络气血不通，而通过藿香正气散芳香祛湿，可以达到药到病除的目的。藿香正气散给后人留下了宝贵的中医财富，它治愈了临床很多疾病，几乎所有中医临床大夫都用过。一般问大家夏天治感冒用什么药？有经验的同志都会说藿香正气散，说明了它的知名度之高，临床疗效之好，所以能流传千年也就不足为怪了。夏天我们要防热伤风，讲了 3 个例子都说明了小满时节阳气旺盛，气温升高，夏热到来了，降雨量的增多又增加了湿气，所以我们要防湿、热，还有暑。

4　小满时节的养生要点

一个字"祛"

小满之后，气温持续升高，预示着夏季闷热、潮湿天气的来临，各种邪气容易侵袭人体。小满时的养生需注意祛湿、祛热，所以围绕一个"祛"字，祛暑、祛热、祛湿。小满是二十四节气的第 8 个节气，各地陆续进入夏天，气温升高，因为降雨量增高，湿气也比较重，所以这个时候要祛热、祛湿。

第一，祛热。小满时节气温不断升高，当人们工作加班加点，得不到充足的休息，一着急就会上火，热之极便是火，火之渐便是热，所以热跟火程度不同。而小满时节的热是比较突出的，预防"热"有 3 点：第一点，多饮水。以温开水最好，因为从现代医学来说，太热的东西对食道、胃肠是有刺激性的，胃黏膜分了 5 层，太热的水就会把胃黏膜的表层破坏，造成一些胃病的出现，所以尽量要以温开水为主。第二点，多吃蔬菜水果。蔬菜水果的含水量比较高，可以补充水分，防止水电解质的紊乱，防止热盛伤阴。一年四季只要没有特殊的疾病，多饮水能够帮助促进新陈代谢，女同志可以预防泌尿系统感染，男同志可以预防前列腺疾病，而且可以防暑降温，祛除体内多余的热量，具有非常好的养生保健的作用。另外，要多吃一些冬瓜、苦瓜、丝瓜，还有芦笋、水芹，这些蔬菜含水量比较高，既补充了维生素，又排出了多余的热量，还可以补充夏天出汗丢失的水分。第三，生活要有规律。生活规律一年四季都应该坚持，但是夏天相对比较困难，因为很多人酷暑难挨，生活就变得没有规律，往往到了晚上 10：00 才进入睡觉前的准备，早晨 5：00 就天亮了，没睡几个小时，即使睡眠好的人，10 分钟就能入睡的，也往往睡眠不足。所以在夏天要保证睡眠充足，不要过度熬夜，天黑就睡觉，如果是睡眠不好的人，把窗帘拉得厚一点，可以保证睡眠时间更长一点。当然考虑到个体差异、地区差异，每个人是不一样，养生更多地是要综合考虑更多人群而不是死板地遵照一个标准。另一方面，饮食也应该适当有规律，要定时、定量吃饭，辛辣、上火的食物少吃，但肉食不能不吃，应适当吃点瘦肉，多吃鱼等蛋白质含量高的食物来补充能量和营养，什么都要吃一点，但不要吃得过。

第二，祛湿。小满前后天气炎热，湿气渐重，中医认为湿为阴邪，容易阻遏气机，影响体内气的运行，因此小满养生应以健脾化湿为主。降雨量的多少，跟湿气程度是成正比的，如果一个地区降雨量高，天天阴雨连绵，湿气一定重。小满时节是很多地区降雨频发的开始，降雨量高，外湿增加。中医有内湿和外湿的区别，内湿是由于脾胃的消耗功能出现问题，产生水液代谢的异常，从而产生内湿。外湿是自然界降雨量多以及居住的环境潮湿，外湿也会造成人体内湿气加重，两者是有差别的。分清楚两者的差别有益于我们考虑祛湿的方法，对于内湿我们要考虑健脾利湿，对于外湿首先要避免居住在潮湿的环境，所以在这里我总结了3点：一是应该特别注意饮食的调整，日常以清爽清淡的饮食为主，吃一些健脾利湿的食物，比如红小豆，也就是我们中医说的赤小豆，还有冬瓜、薏米、绿豆、丝瓜、胡萝卜、西红柿、西瓜、莲子，这些都有健脾利湿的作用。食疗是养生的重要内容之一，通过食疗把脾胃的功能改善了，人体才能正常代谢体内的湿气以及将多余的水分及时排出体外，食疗是很好的防湿的方法之一，也是祛湿的方法。二是注意不要淋雨。既然湿以外湿为主，下雨的时候就要做好防护措施，有的人下雨时就不爱打伞，也不愿意穿雨衣，淋得满身都是湿的，淋了雨后应该赶紧洗个热水澡，一方面可以把水分给清理掉，另一方面可以防止感冒，所以说外湿是可以避免的。尤其，住在北京的四合院的很多老人们都深有体会，如果是湿气太重的四合院，那地上往往都是潮湿的，这些居民的手关节到了一定年龄都会有变形的可能，这就是生活在外湿环境中太久出现的典型疾病。夏天有的地面都可以冒出水来，湿气非常重，有的人喜欢赤脚在屋里行走，肯定对健康不利。总而言之外湿对于我们来说，能避免的尽量都要避免。三是多穿一些棉制品的衣服。棉料衣物透气性好，将多余的热量排出的时候，不至于隔热、隔湿，不会导致应该排出去的代谢产物反而留在人体的体表。如果湿气就不能散去，热散发不出去，汗液的排泄也不畅，体内的湿气没有出路了，导致湿气停留体内的时间越来越长。因此我们要穿一些透气性强的衣服，每天也要进行更换。有的地区到了三伏天，一天就得换2套到3套衣服，这时候不能懒，否则一旦湿气在体内停留时间过长，湿邪困脾胃则可能造成脾胃功能下降，产生内湿，外湿没去，内湿再生，内外皆湿，不可能不得病。当然穿的衣服过于紧密或透气性不好，也可以造成皮肤的湿气太重，导致

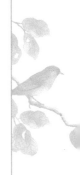

一些皮肤病，比如常见的湿疹。所以外湿、内湿都要祛，而小满时节更多的是外湿。穿透气好的棉制品可以使我们体表的湿气热量及时地散发出去。总之小满节气湿热、病重，我们需要开启防湿祛热的养生。这方面做好了，对于整个夏天，就能够预防季节造成的人体的损伤。

5 小满时节推荐的药食同源方

小满时节推荐的食疗药物及方子：

（1）藿香

小满时节药食同源的中药为藿香。藿香在临床上使用多而且疗效好，在夏天治疗疾病时经常用藿香。比如说肝病门诊，中医治病讲究天人合一，夏天、秋天和冬天、春天用的药是不一样的，称为季节性用药，春天用疏肝的药，因为春天对应人体的肝，通过疏肝让肝火大的人得到平复，疏肝的药主要是柴胡。夏天一定要用祛湿的药，多用的是藿香，因为藿香有芳香化湿的作用，别的季节没有这么多湿气。当然也存在地区的差异，到了海南、四川，湿气持续的时间比北方长，北方夏天是 3 个月的暑湿，南方是 4 个月，到海南可能就更长了，所以因地区而异。

《本草纲目》中写道："升降诸气，脾胃吐逆为要药。"升降诸气是说很多气它有调肠气机的作用，脾胃吐逆为要药，因为中医讲脾胃是管消化的。脾主运化，胃主受纳，胃是接受食物的，脾是消化食物的，脏腑出了问题都可以用藿香，藿香对于脾胃的消化功能可以起到很好的保护作用，既可以治疗疾病，又可以养生保健，所以从古至今都赞美藿香，它在中医临床当中获得到大家的认可。

藿香是一味很好的药食同源的中药，也是一种食材，食材用鲜藿香叶，可以做成食疗的料理，比如说凉拌藿香，它可以预防腹泻、呕吐、恶心、热伤风。古人还有一种方法，有的人口中有异味，用一片藿香叶含在口中，有祛除口臭的作用。古人和现代人将藿香作为食疗材料的方法非常广泛，尤其在夏天，用藿香可以芳香化湿、预防治疗疾病。

（2）芡实藿香陈皮汤

陈皮、炒扁豆、芡实、藿香、佛手、枣各适量。该方健脾理气，和胃祛湿。

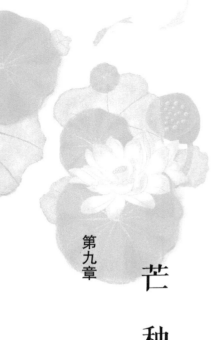

第九章

芒种

养生防上火
芒种阳气盛

芒种是二十四节气的第 9 个节气，从这个节气开始，气温显著升高，降雨量充沛。芒种是谷类作物耕种的时节，过了这一时节，常见农作物的耕种就越来越少见，所谓芒种正有忙于耕种的意思。而伴随着高温，夏季的暑热也会给人体带来一些影响，我们在感到高温难耐的同时也常常有一个表现，那就是上火，很多人感到躁动不安，心情烦躁，出现口腔溃疡，这些都是"上火"的表现。

1 芒种节气详解

芒种到了，从字面就能知道，它是反映一些农业物候的节气。《月令七十二候集解》中这样写道："**芒种，五月节，谓有芒之种谷可稼种矣。**"就是说芒种是农事活动非常繁忙的节气，这个节气有芒的大麦、小麦种子已经成熟，到了收割的季节。还有一些农作物，比如晚谷、黍、稷等。

2 民俗

这个时节意味着到了播种时机，大地一片繁忙的景象。谚语说：**"春争日，夏争时。"** "春争日"指的是春天播种，以日来计算，"夏争时"指的是芒种这个节气，以每天每个小时来计算，按现在的话来说，叫争分夺秒地收割和播种，这就是芒种的特点。所以还有这样的谚语：**"芒种芒种，忙收忙种。"** 其说明了在这个时节农事活动非常繁忙。二十四节气中，农事活动最为繁忙的季节就是芒种了。在芒种时节，文人墨客也喜欢用诗来表达他们的心情，宋代的赵师秀写了一首诗叫《约客》："黄梅时节家家雨，青草池塘处处蛙。有约不来过夜半，闲敲棋子落灯花。""黄梅时节家家雨"意味着降雨的季节来了，一定跟湿有联系，所以这个季节湿疹就容易复发，患湿疹的人也逐渐增多。有湿就有热，尤其是外湿和外热；热也有外感和内热，外热是由外环境产生的，主要是气候炎热，内热是由饮食不当或者着急上火产生。但是这首诗的最后一句"闲敲棋子落灯花"说的是闲情逸致，表现了诗人当时的心态，这种心态从中医的角度来说，是安度夏天必备的，因为很多人心态不好，情绪波动大就容易造成疾病，夏天就容易上心火。最后一句话也告诉我们要以乐观、轻松的心态面对苦夏的到来。

芒种的民俗其实非常多，首先要介绍的是端午节老百姓都吃的粽子，但是粽子怎么吃才健康？我们不单要过节，还要讲究健康的过节理念。一般做粽子时用糯米的比较多，糯米比较黏，但是需要注意的是比较黏的食物，不利于胃肠消耗功能比较弱的人，吃得过多对胃就不好。所以从养生的角度来看，粽子在端午节可以吃，但是应根据自己的情况，如胃肠消化功能的好与坏、有无其他的慢性病比如糖尿病、心血管疾病等这些情况来选择，不能一概而论。

在芒种时节，不得不讲一讲栀子花，很多人都喜欢养栀子花，但是栀子花在北方很难养活，在南方养起来比较容易，因为它喜欢潮湿的环境。栀子在中医是一味药，当然栀子的品种不一样，药效也有一定的差异。栀子在临床上非常常用，它是寒凉的药，可以用来清热泻火、凉血止血，可以用它治疗小孩流鼻血，适用于鼻黏膜比较脆弱、毛细血管容易破、用力清理鼻涕，或者一着急一哭闹就容易流鼻血的症状。

中医认为很多事情都要辨证看待，栀子有这么多功效，也一定有不良的疗效。在临床中我们发现部分患者吃完栀子会肚子疼，小孩也一样容易出现腹痛，这种腹痛在很多情况下就容易影响其整体疗效，所以对于经常脾胃虚寒容易出现腹痛的患者，建议尽量不用栀子。

3 芒种时节常见的健康问题及调养

芒种时节气温显著升高，空气湿度大，又闷又热，无论是南方还是北方都有可能出现35℃以上的高温，在这样炎热的天气下，我们很容易感到焦躁和烦闷。在前文已经做了一个伏笔，栀子善于清心火，而心火是接下来要讲的一个话题。在芒种季节要防心火，因为春养肝、夏养心、秋养肺、冬养肾，一年四季养脾胃，春天对应着人体的肝，夏天对应人体的是心，所以心火一定会在夏天高发。当然不是说其他季节就不存在这个问题，冬天过于着急的人也可以有心火，只是相对而言，因为中医认为五行中的木、火、土、金、水的火对应人体的心，而心又对应自然界的夏天。芒种又是夏天，炎热季节的开始意味着阳气比较旺盛。《黄帝内经·素问》中这样写道："**心者君主之官，神明出焉。**"这句话就是说心在五脏六腑中处于主导位置，所以心脏不能出问题，心脏出事情很多五脏六腑都会跟着出事情。"神明出焉"就是说心跟人的精神意识、思维活动有关，能感知社会的很多问题，能思考很多现象。因此说情志活动与中医说的心密切相关。有一句话：思虑过度劳伤心脾，当事情一多，尤其烦心的事情一多，就容易影响情绪，而影响到情绪，下一步就容易上火，所以说心火一定与情志有密切关系。心火也要分地域、天气和个体的差异性，每个人的心火是不一样的。

病例1：有个17岁的小伙子，脸上长了青春痘，而且情绪比较容易波动，老是心烦意乱，因口腔溃疡来就医，他的溃疡长在舌的两侧，出现了清晰可见的5个溃疡。这个患者坐着的时候腿都不停地在抖动，多为坐卧不安。另外，患者食欲不佳，睡眠质量很差。考虑到这位患者所处的环境和生活状态，有以下3种原因造成了心火的产生：第一点，17岁的年纪多为高考的前一年，高考是人生的转折点，他心情不佳、压力大，因此着急上火的前提有了。第二点，高考一定是在炎热的夏天开始，夏天气候炎热，出现外热，热之极便是火。所以先有热，热排不出去，在体内聚集，产生内热，增加了上火的概率。第3点，现在很多家庭多是一个孩子，家长的所有希望都落在自己的孩子身上，甭管是女儿还是儿子，都希望其能考一个好的学校，有一个好的未来、好的出路，当过家长的都知道，这时候一定要尽量保证孩子的营养均衡，因此日常饮食除了多挑孩子喜欢吃的，还经常买些补品。补品其实往往偏热的成分较多，所以这种情况下孩子吃得越多，内热产生越多，三热合三为一上心火就很正常了。所以这名患者表现出的主要症状就是口腔溃疡，一个月了，此起彼伏。《黄帝内经》中说"心主脉……在窍为舌"，心是主血脉的，心开窍于舌，也就是说心火从舌头出。记得有一位老中医说过，如果看患者似感冒没感冒，舌尖红，舌上有像草莓籽一样的颗粒状物，那一定是有内热，也是心火的一种表现。所以这个小伙子一定是心火旺盛到了极致，其三热合而为一，着急上火、大量的补品、天气的炎热，这3点就造成了口腔溃疡。

病例2：一位30多岁的女士失眠了半年，表现是每天只能睡三四个小时，不吃安眠药基本无法入睡，同时还有口腔溃疡。由于睡不着觉得不到充分的休息，患者精神疲惫，目光游离，处于精力不集中状态。通过望闻问切，医生亲切地问她："你有什么症状啊？""舌头上的溃疡反复出现"，这位女士还告诉医生她最近这一周出现尿频、尿急、尿痛，小便黄，大便干结，中医认为这些症状是由于心火下移，心与小肠相表里，下移到膀胱，产生了膀胱的湿热，而热之极变成了火，所以这位患者又有心火又有内热。从这一点来说，中医认为既然是心火下移，心神不宁，则遣方用药需要考虑镇心安神，清热泻火，下焦之火一定要清，要不然这位患者容易心烦意乱，情绪波动。用太子参、麦冬、五味子是因为该患者长时间睡眠不好，又有心慌、心烦意乱、心气不足，所以应补补心气。人参太贵所以改成了太子参，还加了麦冬、五味子、远志、石菖蒲养心安神，再加上生地黄、木通、竹叶、甘草梢这几味药治疗泌尿系感染。另外有一味药炒栀子，栀子用于治疗下焦湿热的疾病效果也非常好。服完7服药以后，病人睡眠见好，晚上能睡五六个小时了，还逐渐地戒掉了安眠药。心态好了以后，疾病症状也有所缓解。这位女士的性格特点是心思重，什么事情老往坏处想，还比较纠结，纠结就是老捋不顺，经常这个事情想来想去，翻过来调过去地就这一件事往坏处想，老怕出现意外，老怕犯低级错误，从而导致思虑过度。这名患者属于心火下移，心神不宁。说到治疗泌尿系感染（心火下移)，用的一个方子叫导赤散，其最常用于治疗小儿惊恐、鹅口疮，也就是小儿哭闹或者口腔溃疡，现在临床上仍然常用，在中药名方中效果也还是非常好。该方实际仅有4味药，生地、木通、竹叶、甘草梢，用来清下焦之火，清热、泻火、凉血，这4味药解决了患者的很多问题，所以在临床上很多大夫也非常喜欢使用这个方子来治疗下焦湿热、泌尿系感染、小孩的睡眠不安，尤其是热相比较重的患者，用它效果非常好。

《黄帝内经》中提到心在窍为舌，舌头与心密切相连，因此当我们有心火的时候，舌上的症状就尤为明显，最常见的便是口腔溃疡。在临床上适用于心经有热造成的疾病。

病例3：一位50岁的女士突然丧失了所有的味觉，尝不出酸苦甘辛咸。做了各项检查什么事都没有，医生无从下手，只能观察。于是来到老中医的诊室，通过四诊了解了她的基本情况，认为是心经方面的病。由于丧失味觉，所以饮食受到影响，这又影响了脾胃的消化吸收，所以心脾同治，吃了十几服的中药，一天一服，不到2周的时间，患者所有的味觉便恢复了。考虑其病因是心经有热，造成了经络气血不通，心经的道路堵塞，通过泄心火、通经络、开窍的方法对症治疗，收效甚好。这个治疗的过程中，印证了《黄帝内经》中的一句话：**"心气通于舌，心和则舌能知五味矣。"**《黄帝内经》说到了心和，心的功能正常，没有病的情况下就能辩知五味，心不和当然对五味的辩知能力就会下降，这就是当时治疗的依据。

病例4：有一位50多岁的女士，职业为教师，来看口腔溃疡。前文讲口腔溃疡多为心火导致，但是她还有其他症状，西医诊断是白塞病。中医认为其是一种心火的症状表现，但现代医学认为这是一个免疫系统的疾病，所以治疗起来非常棘手，这个病如果不治，发展也会很严重，会侵犯多个脏器，所以这种情况下必须加以控制。在中医《伤寒杂病论》和《金匮要略》中也记录了相关内容，称这个病例为"狐惑病"，张仲景认为它属温毒热性病，其实就是现在的白塞病，是心火上炎、毒热伤阴的表现，这种情况下，治疗就要清热泻火、益气养阴。患者治疗3个月，病情得到了控制，溃疡也痊愈了。

以上4个例子，有3个例子涉及溃疡，所以心火表现主要有3种类型：一是心火上炎，造成溃疡比较多，第1个例子是单纯的溃疡；二是心火下移，第2个病例出现泌尿系感染，这就是心火下移的一种表现；三是心血瘀阻，第3个病例是舌头失去了味觉，这与心经有热，阻塞了经络，气血不通有关；第4个病例，是现代医学认为的免疫性疾病，中医认为是由于气阴两伤，正气不足，正气不能战胜邪气，导致出现一些疾病。所以这4个病例都说明了心火在芒种季节容易高发。

4 芒种时节的养生要点

> 防"心"火：精神安静即清火，
> 忙而不乱防上火，饮食养生来消火。

芒种时节高温难耐，我们容易产生一些心火的症状，如口舌生疮、烦躁不安等。芒种是二十四节气中的第 9 个节气，也是夏天的第 3 个节气，这个节气的特点就是阳气旺盛，暑湿热在这个季节表现得比较充分。南方因为降雨量比北方高，所以以湿为重，北方降雨量比南方低，所以以热为重。所以南方应该是湿重于热，而北方是热重于湿。南北方共同的特点都有暑，这是夏天的一个气候特点。

因为外感六淫邪气，风、寒、暑、湿、燥、火，暑跟湿是在夏天最要防范的外邪。但南北方是有差异的，所以养生的方法和预防疾病的方法也都有一定的差异。南北方都有暑，南方更要防湿，北方要侧重于防热，这就是差异性。我们在日常生活中经常出现上火的症状，中医认为最常见的有 4 种火：肝火、心火、肺火、胃火，其实这 4 种火往往实火多，中医有实火和虚火之分，实火有肝火、心火、肺火、胃火，虚火有肝火、心火、肺火，还有一个肾火。针对实火和虚火，治疗的方法其实是不一样的，中医讲辨证论治，所以清虚火、实火的方法理应不一样。今天讲的是心火，心火的最主要表现是心烦意乱、急躁、情绪波动，心火上炎，口舌生疮，小孩有心火的表现是：比较小的婴儿哭闹不安、昼夜不停；大点的小孩躁动，也就是说多动、跑来跑去，不容易安静下来。大人小孩上心火，都可以用中医的方法来预防、调理，减少疾病的发生。

第一，精神安静即清火。清心火不单纯是用药，用生活中的智慧一样可以清心火。很多人在夏天仍然忙忙碌碌，一天的时间安排得特别紧张。有这么一个病例：有一位著名的律师，平时接的案子特别多，且很复杂。在炎热的夏天前来就诊，他说："我这溃疡真是此起彼伏的，说话多，用脑多，这都是上火的最基本的条件。"所以在这种情况下，就不要接那么多工作，尤其在夏天，因为夏天的白天时间长，晚上时间短，睡眠往往不好，如果饮食清淡，肉食又吃得少，营养补充又不够，损大于补，这时候工作时间长，烦心的事情也多，导致工作压力大，肯定容易上火。精神安静是指控制大脑的思维，要多想高兴的事，具体就是保证睡眠，多做一些自己喜欢做的事，上火的概率就降低了。

第二，忙而不乱防上火。养生最主要的目的是预防疾病的发生，这叫治未病。忙而不乱，现在大城市中要说不忙的人基本上是退休的人，上班族基本都很忙。忙而不乱是说我们要把时间安排得比较科学合理，尽量减少加班，还有要保持中午午休的良好习惯，或者静坐，闭目养神，吃完饭散散步，别再想工作的事情，这些也是很好的一种养生方法。

第三，饮食养生来消火。中医讲药食同源，食物是最好的医药，夏天出汗比较多，饮食上应该多吃一些含水量高的食物，包括一些蔬菜水果，如西瓜、冬瓜、黄瓜、西红柿，这些既补充了维生素和微量元素，也就是营养物质，又补充了水分，防止出汗过多造成的体液流失，还能带走热量。比如冬瓜有利尿的作用，通过小便把热带走了，就不容易上火。在此我特别推荐一种食物——苦瓜，中医认为食物都有四气五味，四气为寒热温凉，苦瓜在其中属于凉的，在酸、苦、甘、辛、咸五味中它属于苦味，苦味可以清心火，所以夏天应适当多吃一点苦瓜，可以清心火，如凉拌苦瓜，如果胃不好，吃苦瓜太凉，胃受不了，可改成肉丝苦瓜，对于预防心火或者轻微上火都有好处。

5 芒种时节推荐的药食同源方

芒种时节推荐的食疗药物及方子：

（1）莲子

芒种时节推荐药食同源的中药为莲子。莲子有很好的食疗价值，它有镇静安神、健脾止泻、清心火的作用。

《中华人民共和国药典》（2015 年版）中记载莲子：

性味归经：甘、涩、平、归脾、肾、心经。

功能主治：补脾止泻，止带，益肾涩精，养心安神，用于脾虚泄泻，带下、遗精，心悸失眠。

莲子既可以止泻，又可以养心安神，对于睡眠不好的人非常有效。而夏天睡眠不好的人更多，因为天气炎热。这里顺便说一下藕节，就是地下藕的两节中间的那一段，它也是一味中药，有活血化瘀的作用，对于吐血、衄血，即鼻子流血、呕吐、痰中带血等都适用。莲子心是清心火最主要的药，在夏天上了心火，可以用莲子煮粥，或用莲子心泡水代茶饮，但是莲子心太苦，吃得不能太多，食用时间不能过长，脾胃虚寒的人还是建议尽量不用。中医对每种药都要辨证施用，虽然药食同源，比较安全，但是还是对症才能够保护身体，治愈疾病，又不会造成对身体的损害。

（2）冰糖炖银耳

食疗方面可以选择莲子冰糖炖银耳，这是预防心火的一种方法，真正心火上来了，就用莲子或莲子心代茶饮就可以。当然还有食疗的方法，比如说用鲜藕萝卜饮，将鲜藕萝卜煮成水，其中藕也有清火、泻火的作用，而萝卜的含水量非常高，它也是偏凉的，对于热性实症的效果比较好。

（3）赤小豆茅根祛湿汤

赤小豆茅根祛湿汤的组成：白茅根、山药、薏苡仁、赤小豆、枣。全方具有消食和中、祛湿健脾的作用。

（4）五枝汤

五枝汤沐浴具有凉血祛湿的功效。取槐枝、桃枝、柳枝、桑枝各适量，麻叶 250 克。将 5 种药物用纱布包好，加入清水浸泡半小时。之后将以上混合液倒入锅中煎煮 20 分钟。取煎煮过的药液，倒入浴池的清水中，进行洗浴即可。每天晚上洗 2 次，效果更佳。

第十章

夏至

夏至是二十四节气中的第 10 个节气，这一天太阳直射北回归线，北半球迎来全年中日照时间最长的一天，此时的自然界草木繁盛，一派欣欣向荣的景象。夏至的到来标志着盛夏来临，然而也正是因为夏至是阳气最盛、阴气初生的节气，因此在中医看来，也是养生非常关键的时期，人们很容易因为不合理的降温解暑方式导致寒邪侵犯人体，从而诱发疾病。

 1 夏至节气详解

夏至自古以来都被认为是一年中白天时间最长，晚上时间最短的一天。《月令七十二候集解》说夏至："夏至，五月中，《韵会》曰：夏假也，至极也，万物于此皆假大，而至极也。"就是说，夏至这一天是一年中阳气最旺盛的一天，中医认为阳气最为旺盛的时候一定会物极必反，阴气逐渐开始上升，所以过了夏至，白天一天一天慢慢地缩短，晚上一天一天在延长，也就是"夏至一阴生"的道理。临床上在治疗小孩发烧时，外感性发烧最多的时候是冬天，患儿高烧持续两三天都不退，有的家长特别着急，大夫就会经常和他们说，阳盛至极的时候，应该说热就开始慢慢衰退了。发烧3天以后，小孩口唇干燥、舌苔是红的，就是阳盛至极的表现，这时候阴气开始上升，小孩的发病到了热象最为明显的时候，那也意味着它应该会进入一个下降通道。中医大夫经常和家长说，发烧不着急，3天退最好，早退不见得这个疾病就彻底治愈了，往往容易复烧。中医认为，任何事情都是可以用阴阳解释，也就是说阴盛至极，阳的始生，而阳盛至极，阴就来了。

2 民俗

夏至三候：一候鹿角解，二候蜩始鸣，三候半夏生。

在这个季节，从古代来说有三候：**一候鹿角解，二候蜩始鸣，三候半夏生**。"鹿角解"就是到了这个季节，天气炎热，阳盛至极，鹿角就开始脱落了。"蜩始鸣"中的"蜩"就是蝉，蝉蜕也叫蝉衣，是一味很好的中药，有疏散风热、利咽、明目的作用，风热感冒的时候可以用它。有这么一个病例：有位语文教师，平时说话比较多，某一年的夏至前后，本来天气就比较热，她那天说话比较多，又碰着着急的事情，一杯冷饮下肚以后这位女士就说不出话来了。寒气闭塞，人体的阳气外泄，外发的天气又炎热，寒与热剧烈碰撞以后造成了喑哑。大夫用 10 克蝉衣加上其他的药，患者吃完了 3 服，就可以说出话来了。中医觉得蝉鸣叫的声音非常好听，声音也非常高亢，觉得蝉衣就应该是治疗嗓子失声的药物，没想到临床效果竟然这么明显。三候半夏生。为什么叫半夏生？因为它是夏天过了一半才采摘的中药。实际上半夏是有毒的，因此用量一定要很讲究，差一两克，都可能出现毒副反应。古人用的是生半夏，外用治疗疔痈、疖子或毒火外显，将半夏捣烂敷在表面；被蛇、蝎咬了以后，用生半夏捣烂敷到表面可以发挥止疼作用。

入伏以后，暑、湿、热三者结伴而来，这个节气老百姓会选择一些食疗方法来避暑，这里就有**"冬至饺子，夏至面"**的说法。北方北方会将大米面做成凉面，更多的是炸酱面、打卤面，南方有阳春面、过桥米线，帮助消暑降温，既补充了营养物质，又减少内热的产生。也有"吃了夏至面，一天短一线"的说法，意思是说阳气最为旺盛的时间即将过去，阴气开始上升。

3 夏至时节常见的健康问题及调养

夏至节气到了，要防"寒"。都说冬天要防寒，而夏天要防寒的说法是因为在漫长的夏日里避暑降温一直是不变的主题，高温酷暑经常会使人感到食欲下降，肠胃功能变弱，如果消暑的方法使用不当，可能会对健康造成威胁，引发肠胃疾病。

夏天最常见的一种疾病是腹泻。腹泻是一种症状，见于许多疾病，比如消化不良、急性肠炎、胃肠炎、烈性传染病，霍乱其实也有腹泻。现代研究表明，霍乱是由霍乱弧菌引起的，表现的症状主要以腹泻为主，也有呕吐的。这种疾病发病比较急，传播比较快，被污染的水源还有海产品都可以作为传播途径。剧烈的腹泻给人造成的危害比较大，可出现脱水、水电解质紊乱，甚至影响到生命。因为它发病急、病情重、传染快、传播广泛，被列为甲类传染病。霍乱实际上与寒湿都有关系，所以夏天往往是高发的季节。霍乱在中医经典《黄帝内经·灵枢》上也有记载："乱于肠胃，则为霍乱。"《伤寒论》也记载了霍乱这个病名："呕吐而利，此名霍乱。"《伤寒论》记载的霍乱与后来的霍乱疾病是有差别的，但是用于治疗霍乱的方法中，采用了《伤寒论》的辨证论治，经历代医家验证，如理中汤、四逆散等，这些治疗霍乱是行之有效的。腹泻还见于细菌性痢疾。20世纪80年代初有这么一个病例：有一个部队的领导找到中医说："你们中医有没有预防痢疾的方法？"中医大夫问他怎么了，他说："我管的一个部队运输连，因为条件比较差，100多名司机天天要出车，吃饭住宿有不确定性，卫生条件也相对差一些，所以往往高发痢疾，去年痢疾发病率将近90%，几乎每个人都患过这个病。眼下还没到夏天，我想提前预防一下，请您给想想办法。"中医大夫当时就问他："你们部队的周围有没有农田？"他说"有啊。""农田有没有马齿苋啊？"他说："什么叫马齿苋？""是一种野菜，也是中药，它可以预防细菌性痢疾，尤其是预防湿热痢疾效果比较好，临床上很常用。"他说："那我看看。"他们采摘马齿苋，每天中午开饭之前将其煮了水，每个战士喝一碗，连喝了7天，当年的痢疾发病率只有1%。说明马齿苋清热利湿、解毒效果非常好。古人称马齿苋为五行草，是因马齿苋有5种颜色：它的根部是白色，叶是绿的，茎是紫色的，开的花朵是黄色的，结的籽儿是黑色的，共能看到5种颜色。马齿苋有清热解毒，凉血止痢的作用，夏天将它凉拌了吃，尤其是在夏至痢疾腹泻高发的季节，将它采摘下来洗干净，做成凉拌马齿苋，可以治疗肠道的一些传染病，又可以预防腹泻。马齿苋偏凉，脾胃虚寒的人要尽量少食用。

夏至时节，伴随着气温的持续上升，人们对于空调也越发依赖，然而在使用空调消暑降温的同时，寒邪之气也很容易趁机侵入人体，从而导致空调病的产生。随着社会的发展与进步，人们消暑降温的方法越来越多了。过去到了夏天晚上，大家围坐在一块纳凉聊天，有的用纸扇，有的用蒲葵叶的大蒲扇驱赶蚊虫，免受蚊虫的叮咬，反过来这种扇子扇出来的自然风导致疾病的可能性很小。

有这么一个病例：一个 29 岁的男士，患暑湿感冒，热伤风，具有流鼻涕、打喷嚏、鼻子痒，而且乏力的症状，看电脑时间长便会眼睛干涩，轻微咳嗽但不发烧，像是感冒。大夫给他开了 3 服药，服用之后有所缓解，但是又出现了新的症状，比如精神越来越弱，而且四肢酸疼，关节也出现疼痛，还出现了腹泻，一天泻了三四次，而化验结果显示既不是痢疾，也不是肠炎，顶多算是消化不良。中医看病强调要与患者互相交流，因为患者主诉的东西不见得是疾病的原因，在跟他聊天的过程中了解到他的职业，发现他平时多久坐。第二点，这小伙子特别怕热，所以一到夏天就喜欢开着空调，到了夏至的时候，开空调的时间更多了，在办公室里、车上、家里甚至睡觉的时候都开着空调，并且空调有时候甚至直接对着他吹，开空调时寒邪容易侵袭进入人体，综上诊断出这个人其实得的是现代的都市病——空调病。空调病主要有 4 个方面的特点：第一、呼吸系统的损伤，这位患者一开始出现呼吸系统疾病的症状表现，如流鼻涕、打喷嚏。第二、关节受伤，患者后来出现关节酸疼。第三、消化系统的症状，即腹泻。严重的情况下还会出现面瘫，所以夏天出现面瘫、面神经麻痹、口眼㖞斜的比其他季节都多，而这种面瘫大部分是因为寒引起的。所以夏天要防寒邪，当然这里更多指的是消化系统的受寒而出现的腹泻，这是典型的空调病。这种空调病如果不加以控制，随着年龄的增加，可能造成的疾病更多。有些疾病是当时发生，有些是日久发生，比如关节的肿疼，到了一定年龄关节可能就提前老化了，甚至会得一些关节受寒的疾病。比如中医讲的痹症，风寒湿三气杂至合而为痹；风邪来自空调的风，寒来自空调的温度低下，湿来自外边的环境潮湿。所以这个痹症，冬天可以发生，夏天也可以发生，而夏天得了冬天的病，多为使用空调不当。以上3个病例都有腹泻，但是程度不同。第1个病例是由霍乱造成的腹泻，比较剧烈，而且肚子疼的程度不重。而第2个病例是细菌性痢疾，得了该病以后，里急后重，甚至出现脓血便腹泻。第3个病例是因空调受寒的腹泻，这种腹泻往往跟消化不良的腹泻相似，其化验结果显示都正常，根本没有检查出致病菌，但是腹泻清长，肚子也发凉，而且出现了冷痛的感觉。所以这种腹泻在夏天完全可以避免，如果空调使用得当，温度适宜，自然就可以防腹泻。

4 夏至时节的养生要点

夏至节气要防"寒"

夏至炎热，伏天暑热侵犯人体，如果想要消暑降温，又不受寒邪侵袭，我们应该做到以下2个方面。

第一，夏至要防"寒"。防"寒"是考虑了季节的特点。明代汪绮石在《理虚元鉴》中写道："夏防暑热，又防因暑取凉，长夏防湿。"长夏就是夏末秋初的时候，要防湿邪，那时候湿邪更重。因暑取凉是人们一般的生活习惯，取凉是正常的，但是贪凉的饮品就容易造成脾胃的虚寒。古人告诫我们，这时候要特别注意保护胃肠。夏天我们要适当地运动，出点汗，有利于新陈代谢，不能一天24小时待在空调房里，这对身体是不利的。所以在使用空调的时候，温度不能过低，25 ℃到 26 ℃最适宜，晚上睡觉前最好关闭空调，不要彻夜地开，也不要将空调对人直吹，都对健康不利。这样可以预防阴寒造成的腹泻。另外，中医还有一句话叫"寒从足底生"。下肢防寒也非常重要，夏天有些人贪凉，光着脚时间过长，或者是用凉水洗脚，这样不利于养生。

讲了关于夏至养生的方法，很多人认为这是冬天的养生方法，其实是因为现代的人们夏天取凉过甚，所以要防寒邪，用温的方法来祛除暑热，防止受寒。在中医看来，夏至取凉过甚已造成寒邪入体，从而引发各种疾病，埋下健康隐患，因此夏季养生除了解暑降温外，还应当注重防寒。另外要强调的是关键部位要保温，比如颈背部，背部属阳，腹部属阴，后背保暖是最重要的。但是因为夏天独有的特点是阳气外泄，腠理是开放的，因为腠理开才能出汗，出汗才能带走热量，达到降温的目的，这是一种自然的现象。正因为如此，背部阳气外泄的时候，要重点保护阳气。所以说春夏要保护阳气，就是保护背部关键的部位，其中有 3 个穴位最为重要，风池、风府、风门，这 3 个穴位一个经胆经，一个经膀胱经，还有一个经督脉，而且这 3 个穴位都与风有关，所以如果在夏天不注意保护这 3 个穴位，就易使寒邪侵袭，容易造成疾病，比如头疼、头晕、感冒。在临床上常见很多人说后背发凉、颈部发紧，其实这些都与受寒有关，发紧是因为寒主收引，发凉是背部保暖没做好，可能到了冬天这些症状都不会缓解。很多人说夏天时颈椎病加重了，实际这跟受寒有关。另外是腹部，说到腹部保暖，古人其实有很多养生智慧，比如刚生下来的小孩要带着肚兜，三四岁的小孩满街跑，也要戴一个肚兜。因为小孩的脂肪比较薄，腹部受凉以后，重要脏器也就是中医讲的脾胃就会受寒，很容易出现腹泻，影响到食物的消化吸收，因此腹部保暖也很重要。

第二，夏季饮食莫贪凉。因为到了夏至以后，暑湿热加重，很多人特别贪凉，有的小孩一天吃三四次冷饮，喝的基本都是冰镇饮料，再加上小孩脾常不足，这种情况下脾胃很容易受伤。有的大人吃半个冰镇西瓜，当时没有事，久而久之就容易造成脾胃受凉。中医讲脾胃最怕凉，夏天的脾胃受凉，多是因为寒凉的饮食。寒凉的饮食，要吃得适度，吃得太多，往往会造成脾胃受凉，导致寒性的腹泻。腹泻有寒性和湿性之分，脓血便的湿热性痢疾是由于吃了不洁之物导致的；寒性的腹泻，往往肚子怕冷，没有脓血便但是大便特别稀。夏至节气到了，预示夏天的闷热天气来临了，南方的降雨还在持续，北方的高温也不会散去，在这个季节腹泻高发，寒邪是致病因素，用温的方法可以预防和治疗这些疾病。

5 夏至时节推荐的药食同源方

夏至时节推荐的食疗药物及方子：

（1）生姜

夏至时节推荐的药食同源的中药为生姜。"冬吃萝卜夏吃姜，不用大夫开药方"，这种民间的养生智慧，需要顺应时代纠正一下，不应是冬吃萝卜夏吃姜，而是一年四季都要吃萝卜和姜，二者对身体都是有好处的，当然每个人的体质不一样，冬天吃萝卜，指的是那些内热产生、消化不好的人，过度地进补造成了一些问题，可以通过萝卜来理气消导。《伤寒论》中这样写道："五月之时阳气在表，胃中虚冷，以阳气内微，不能胜冷，固欲著复衣；十一月之时阳气在里，胃中烦热，以阴气内弱，不能胜热，故欲裸其身。"《伤寒论》中的这段话，讲了两件事情，分别是五月和十一月的养生。五月阳气在表，因为这个季节是炎热的季节，阳气都在表，而内里阳气不足，胃中就容易虚寒，所以夏天胃肠道本来就处于虚寒的状态，再吃过多的冷饮，或者空调使用过量，很容易出现受寒引发的腹泻。而十一月之时阳气在里，吃了过热的食物或者过油腻的食物就容易产生内热。《中华人民共和国药典》（2015 版）记载生姜：解表散寒，温中止呕，化痰止咳，解鱼蟹之毒，用于风寒感冒，胃寒呕吐，寒痰咳嗽，鱼蟹中毒。生姜温中散寒，很多感冒的初期，在患者服用姜糖水之后，感冒可能就被扼杀在摇篮中了。它也有温中止呕的作用，很多病人喝中药容易恶心，这时将中药熬好，将生姜挤出汁，滴上三四滴，喝中药的时候就不会恶心了。生姜还有温胃散寒的作用，所以脾胃虚寒类型的泄泻在治疗过程中，经常要加入生姜。它还可解鱼蟹之毒，夏天很多人去沿海旅游，经常会吃一些海鲜，这时候不管吃螃蟹还是虾，菜里都会放上生姜，它既是一种调料，又是一种养生的方法，防止这些大寒的海鲜对人体造成损伤。生姜还有开胃健脾的作用。对于食欲不好的人，用少量的生姜可以散去胃中的寒邪，起到健脾的作用。生姜还有提神的作用，老人们可能知道有一味药叫人丹，人丹中就有姜，它有提神的作用，因为它有刺激性，是辛辣的，这些都是民间的养生智慧。要根据每个人的情况来选择相应的食疗，比如说当感冒初期的时候，我们用姜糖水；当因寒引起痛经时，我们也可以用姜茶；当胃中虚寒的呕吐或者腹痛腹泻时，可以用姜来煮水，帮助辅助治疗。这些都是食疗的方法，当然姜长期食用会导致上火，所以有适应证时，用姜作为食疗是很好的方法。

（2）冬瓜扁豆汤

冬瓜扁豆汤组成：冬瓜、炒扁豆、山药、陈皮、干贝、枣、生姜各适量。该方可清热祛暑，和胃生津。

（3）生姜泻心汤

生姜泻心汤组成：生姜2克，干姜1.5克，黄芪、人参、甘草、大枣各2.5克，半夏5克，黄连1克。以水煎服。治疗腹泻、腹痛。

第十一章

小暑

养生防中暑
小暑入伏天

小暑是二十四节气的第 11 个节气，绿树浓荫，时至小暑，也进入了我们常说的"伏天"。小暑天气炎热，雷雨频繁，雨量充沛，农作物都进入了茁壮成长的阶段，而伴随着高温和降雨所产生的暑邪，也会给我们的身体造成一些隐患，甚至导致中暑等疾病的产生。暑为炎热之意，小暑节气，天气炎热，人们出汗多，消耗大，因此在中医看来此时更应该注重养生。

 1 小暑节气详解

小暑这个名字就是告诉我们天气炎热的时节到了，小暑也是夏天的第 5 个节气，《月令七十二候集解》中这样写道："六月节……暑，热也，就热之中分为大小，月初为小，月中为大，今则热气犹小也。"从这里可以看出小暑虽然不像大暑那么炎热，热气犹小，但它意味着闷热的天气要来临了。

2 民俗

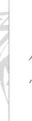
> ### 民 谚
>
> 小暑大暑，上蒸下煮

谚语这样说道："**小暑大暑，上蒸下煮**"，是指自然界的天气异常炎热的情况。说到天气的炎热，又有句谚语"小暑大暑，有米懒煮"，意思是到了小暑节气，因天气炎热，人们懒得连饭都不愿意做了，这足以说明暑热的天气对人的影响。中医认为导致疾病的原因分为两大类，其中有一类为外感六淫邪气，风、寒、暑、湿、燥、火，到了小暑，一定是暑气伤人的季节。外感六淫邪气，其实有5个共性特点，第一是外感性，外感六淫邪气表现出的6种致病的因素都是从外环境来的，首先是从肌肤口鼻而入，也就是说从皮肤表面侵犯人体，很多感冒都是这么来的。第二是季节性，春天多风雪，夏天多暑湿，到了秋天是燥火，还有冬天的寒邪，不同的季节，外邪侵犯的部位不一样，导致的疾病也不一样。比如冬天多风寒感冒，到了小暑这个节气，暑湿感冒则最常见。第三是环境性，不同的地域因环境的差异，导致疾病产生的原因可能有差异性，比如在南方阴雨连绵的季节，湿气肯定比较重，而南方年降雨量比北方多得多，南方多是防止湿邪即外湿造成的疾病。北方年降雨量比较少，降雨量可能还不足南方的一半，那么北方要多防燥邪。环境、季节的不同造成发病的特点具有一定的差异，而中医讲的环境性就相当于另外一个词——"天人相应"，人容易受天地气候的影响而导致疾病的发生。第四是转化性，因为外感性疾病的病期不同，随着病程的逐渐延伸，会出现疾病的转归和人体不同的反应。比如外感性的疾病，一开始出现高热，而热象到了一定程度，会出现伤阴，也就是一般 3 天到 5 天时，患者会出现口干舌燥的症状。在儿科经常看到很多小孩高烧 39 ℃以上，3 天不退，连口唇都会烧得很干燥甚至脱皮，它有一个相对的转化性阶段。第五是相兼性。疾病多由 2 个外邪，甚至 3 个外邪导致。比如风寒感冒，就是风、寒 2 个外邪，同样地还有风热感冒。再者，中医讲的痹症是：风寒湿三气杂至，合而为痹也，也就是说风邪、寒邪还有湿邪，所以它的相兼性也导致疾病有时候不仅由 1 个外邪造成，往往和多个致病因素相关。

小暑时的邪气，暑邪伤人有 3 个特点，第一，暑为阳邪，其性炎热，也就是阳邪向上走窜的比较多。第二，暑邪是偏热的，易伤筋耗气，扰乱人的精神。第三，暑多挟湿。到了小暑这个时节，也就是进入了伏天，"伏"有"伏藏""潜伏"的意思。节气的特点是我们养生防病的依据，从进入夏天以后，我们就要养心，因为"春养肝，夏养心，秋养肺，冬养肾，一年四季养脾胃"。而到了入伏的小暑节气，更应该注意保护心脏，中医又讲心主神明，心参与了人的意识思维活动，感知自然界和社会对人的影响，所以我们要保持良好的心态，稳定的情绪，注意保证充分的睡眠，还有饮食的均衡，这些都是安度小暑的必要条件。

小暑的民俗有什么呢？第 1 个是食新。过去民间在小暑的时候，对新收的一些农作物有尝新的习惯。古时农户人家会做好美味佳肴，供奉五谷大神和祖先，期盼到了秋天能有一个很好的收成。民间有说："小暑吃黍，大暑吃谷。"民谚中还有说："**头伏萝卜二伏菜，三伏还能种荞麦。头伏饺子二伏面，三伏烙饼摊鸡蛋。**"说到萝卜，它是一种非常好的食物，中医认为它有下气、润燥、清热、消食利尿等功效。但是中医讲任何东西都会与季节、人群有一定关系，也会根据地区有一定的差异性。中国幅员辽阔，南北方的差异很大，不管在哪个节气，任何饮食都不是适合每个人。比如萝卜，它有下气、消食的作用，但是它偏凉，所以对于胃肠有溃疡、患慢性胃病、身体阳虚的人，萝卜就不适宜。

在小暑的节气中还有一个民俗，就是斗蟋蟀，一直沿袭到今天，生活中有很多人喜欢斗蟋蟀，从这一点来说这是一种文化生活传承。历史上很多诗人也在不同的时期对小暑这个节气发出自己内心的感受或感慨，白居易曾经写了一首诗，叫《销暑》："何以销烦暑，端居一院中。眼前无长物，窗下有清风。热散由心静，凉生为室空。此时身自得，难更与人同。"这首诗其实表达了虽然处在小暑炎热的自然环境中，但诗人的内心却怡然自得，表现出非常好的一种心境，老百姓经常说一句话——"心静自然凉"，所以保持心态的良好、情绪的稳定，暑热对人的损伤就会抵消一部分。诗人也描述了自然和心态的一种结合，这也是一种顺应自然的良好心态，我们每个人都应该以这种心态来度过炎热的小暑。

3 小暑时节常见的健康问题及调养

到了小暑节气，即将进入三伏天，不仅气温骤高，而且夏雷阵阵，闷热潮湿的环境容易使人心烦意乱，情绪波动，同时在炎热的天气下，人体大量出汗，若不能及时补充水分，往往会引发疾病的产生。预防疾病和养生，在小暑节气尤为重要，特别是要防中暑。有这么一个病例：一个小伙子中午时分突然晕倒了，醒来后出现头晕、恶心、呕吐、大汗淋漓、浑身无力的情况，这是明显的中暑症状。患者没有吃早餐，又工作了一上午，能量消耗殆尽，所以外因是暑热的天气，内因是营养不足、休息不够，这些都会造成中暑。《黄帝内经》说道："汗为心之液"。大汗淋漓，是因为他的阳气不足，心阳不足导致约束汗液的功能下降了，阳虚也使得抵抗力不足。中医讲汗是五液之一，汗、涕、泪、涎、唾称为五液，分属于五脏。《黄帝内经》中说：**"五脏化液，心为汗、肺为涕、肝为泪、脾为涎、肾为唾是谓五液。"** 这五液异常的变化，一定程度上反映了对应脏器功能的好坏，中医认为汗与血液的关系非常密切，血与汗在生理上密切相关，所以若失血就会造成人贫血，在大出血的过程中，不管是由什么疾病造成的，这时候如果感染某些疾病需要发汗的时候，机体就不能再发汗了，因为血虚导致体液不足了。面对出汗过多的患者，其血液中的津液相对不足，这时候就不宜用温燥耗血之品来治疗疾病。《黄帝内经·灵枢·营卫生会》中说："夺血者无汗，夺汗者无血。"也就是出血太多的时候，汗就会少，而出汗太多，血就会出现亏虚，它们是密切相关的。所以在治疗疾病的过程中，对于失血或者大汗之人，治疗时需考虑血与汗的生理关系和病理上的互相影响。前文所述的那个中暑的患者大汗淋漓，血液也在这个时候出现亏虚，所以救治时，需要把他转移至阴凉处，给他进行物理降温，适当熬一些米汤、绿豆汤进行救治，这是初步救治的方法。当然对严重中暑的人还要补充一些液体，应当送去医院输液。夏天是阳气最旺盛的季节，出汗也容易损害阳气，所以不能经常大汗淋漓，这就是中医养心，保护心阳的最主要的一种方法。

另外分享一个病例：1995 年的夏天，在小暑时节，一群年轻人在外面玩，快到中午了，他们玩得又累又饿，出的汗也比较多，于是找了一个公园，在喝茶的地方刚一落座，一个同学马上就软弱无力地趴在桌子上了。这一群人中有一位是医生，就问他怎么了，他说："不行，我头晕恶心，想吐，但是胃里又没东西。"一看他汗如雨下，初步判断是中暑了，这时候用藿香正气水治疗最好，但是谁也没带，只有茶水，离药店也很远，即使去买药，也救不了急。这位医生突然看见河面上荷花盛开，立刻想到荷叶也是一味中药，它有消暑降温的作用，还可芳香化湿，于是就地取材，向卖茶水的老板借了煤气灶煮了荷叶水，晾温了以后给中暑的同学喂了进去，半个小时以后，所有的症状缓解了。由此可得出一个道理，中医中药在生活中随处可见，中医有很多东西可以就地取材。在夏天因为学生放暑假，很多人往往爱去外地旅游，这时候预防中暑尤为重要。防中暑的方法有很多，最主要的是要备一些常见的急救药，比如藿香正气水、黄连素、藿香正气软胶囊，这些东西都可以预防夏天的一些常见病。刚才的例子中，因为急救采了一片荷叶，但是爱护环境也非常重要，不到万不得已不能随意采摘花草，要爱护公园的一花一草一叶。随着医疗水平的提升，我们已经有了很多应对中暑的方法，然而在古代中暑是一个会困扰着许多人的问题。比如说在《清宫医案精选》中有这样的记录，在宣统八年7月初，宣统皇帝出现了头晕、倦怠、恶心、想吐的症状，就是现在的中暑。当时的御医认为他是心肺有热，考虑到夏天一般都会产生一些暑热，就给他开了一些消暑、疏解化饮的药，比如藿香、佩兰，吃完以后又给他开了清热和中、化湿的药，将这个药作为代茶饮，有麦冬、石斛、玄参，这些药有清热的、滋阴的，以及利咽的。

嘉庆皇帝是乾隆的第15个儿子，在位25年。公元1820年，嘉庆皇帝在去承德的路上因舟车劳顿而中暑，还着凉了。因为人在睡眠的时候一定是进入了阴分，身体进入阴分后代谢低下，阳气不足，尤其在劳累过度或者身体状况不佳时，稍微吹一点凉风，小者感冒，大者可以导致其他一些慢性病的发作，嘉庆皇帝就是在中暑的基础上又着凉了，结果不幸去世。

如今我们国家对预防疾病、治疗疾病都非常重视，中暑造成死亡的病例已经很少见了。中暑在小暑的节气往往高发，它与季节一定有关系，所以总结来说，它是季节性发病。但是地域辽阔，到了海南一年四季可能都偏热，也应该有一定的暑邪，但是在四季分明的北方，往往暑热到了夏天或是三伏天会比较严重，才会致人患病。

对于中暑的消暑降温，辨证施治强调暑邪伤人一定存在正气不足的问题，而在小暑节气出汗过多，根源往往是正气不足，而出汗过多，心阳就会涣散，人体的阳气也会不足，所以叫"春夏养阳"。保护阳气，防止大汗，在小暑这个节气中，是每个人都应该关注的一个重要方面。

4 小暑时节的养生要点

重在一个"防"字：心态平和防过汗

中医认为小暑节气养生防病重在一个"防"字，中暑是可以完全预防避免的。人体中的水分含量，日常生活中的饮食习惯以及心情是否舒畅，都是我们预防中暑的关键因素。小暑时节由于出汗较多，平时要多饮一些水，穿透气性比较好的衣服，比如说棉织品，穿得太厚会使透气性特别差，汗液排出不畅，就很容易出现中暑。另外，饮食上多吃含水量高的食物，少吃一些油腻上火的东西。

我们在预防中暑的养生保健方面应该注意以下方面：

第一，心态平和，防过汗。心有对精神方面的感知，中医讲它对外界任何的刺激是有反应的，心主神明，在这个季节情绪稳定非常关键，所以在夏天小暑这个节气，不要经常地出现情绪波动，工作要适度安排，生活节奏应相对缓慢一些。还有对于有些令人着急上火的事，应尽量避免这种着急上火的情绪对心造成刺激。《黄帝内经》说："**喜怒不节则伤脏**"。这句话强调精神养生，喜伤心、怒伤肝，"喜怒不节"，不知道对喜怒加以节制，就容易损伤内脏，其告诫后人在小暑这个节气养生的重要的内容就是精神的安定。

夏天防中暑要关注汗液的排泄，汗为心之液，实际在中医里有2种汗，第1种叫自汗，第2种叫盗汗，白天出汗为自汗，夜间出汗叫盗汗；白天出汗叫阳虚，晚上出汗叫阴虚。所以夏天有些人本来平时就爱出汗，到了夏天基本天天汗出如雨，对心阳一定有损伤。可以用黄芪20～30克，黑豆10～20克，红枣5～10枚，根据每个人的体质，选择不同的量，煮水喝一两周，但是有一点需注意，黄芪跟红枣都偏热，所以很容易上火的人，喝的时间不要过长，量可以减半，这就是针对阳虚的人的一种日常保健措施。关于盗汗，经常有人说睡着以后头跟身上就会出汗，而醒了之后汗就会止，中医认为此症状属于阴虚。这种情况下，用当归和鸭肉一起煮，做成当归鸭汤进行食疗，鸭肉实质上属于补阴食材，当归补血补阴，这个食疗方是可以有效改善盗汗的方法。

第二，饮食平衡，多补水。饮食要讲平衡，很多人认为自己吃得营养平衡，经常在夏天吃着涮羊肉，喝着冰镇啤酒，这种现象很多，尤其在北方。这种吃法其实不太适合小暑这个节气，因为羊肉是偏热的，最好冬天吃，它有助阳、御寒的作用。夏天多是暑湿热，季节具有差异性，寒热温凉，酸、苦、甘、辛、咸，原则要以应季的食物为主。夏天要适当吃清淡的偏凉的食物，有防暑降温的作用，所以从这点来说，多吃一些含水量高的蔬菜水果是最适宜的。如冬瓜，既可以利尿祛湿，又可以补充一些维生素，西瓜、苦瓜、黄瓜、丝瓜、西红柿等的含水量都很高。特别强调一下苦瓜，很多人爱吃凉拌苦瓜，这道菜对于胃肠怕凉的人就不太适合，尤其是不适合大量或长时间地食用，因为苦瓜偏苦，它有清心火、清胃火的作用，但吃得过多，往往造成胃肠受凉，有损于阳气，具体说有损于心阳。在夏天饮食的量也要适宜，不能吃得过多过饱，夏天空气炙热，人变得懒散，活动量少，所以如果吃得过多，就会影响消化吸收。《黄帝内经·素问·痹论》中也有这方面的论述：**"饮食自倍，肠胃乃伤"**，就是吃得过多，会损伤脾胃的消化功能。到了夏天，有的人以为夏天出汗多，消耗大，怕自己营养不良，便吃得更多了，这其实也是一种误解。凉的东西可以适当多吃，以防暑降温，但是不能过量，容易伤脾胃。人的阳气到了夏天外发，胃肠的功能下降，这时候饮食加量，肠胃会受到一定损伤，所以在这个季节我们要多补水，营养要均衡。最后，夏天的饮食要注意卫生，因为瓜果、梨桃、蔬菜生吃比较多，一定要洗干净，防止肠道传染病，这也是夏天预防疾病、养生的重要内容之一。

5 小暑时节推荐的药食同源方

小暑时节推荐的食疗药物及方子：

（1）荷叶

《中华人民共和国药典》（2015 年版）记载荷叶：清暑化湿，升发清阳，凉血止血。

荷叶不但是药食同源的一味药，也是一种食物。这里介绍的食疗方是荷叶粥，可以消暑降温、祛湿，往往是小暑时节常用的祛暑方法。荷叶粥还有降脂的作用，对于脂肪肝、血脂偏高的人，用荷叶煮成粥或做成其他的菜肴，可以起到辅助治疗的作用。

（2）马齿苋扁豆瘦肉汤

马齿苋扁豆瘦肉汤加入适量的中药：马齿苋、炒扁豆、芡实、

陈皮、枣。该方可舒筋祛湿、清热解毒。

（3）防止老人中暑的方药

防止老人中暑的方药组成：党参 10 克、茯苓 10 克、白扁豆 10 克、麦冬 10 克、玄参 10 克、金银花 10 克，加水共煎服。可健脾理气，增强体质，防止老人中暑。

第十二章

大暑

祛湿热　防皮肤病

大暑雨量增

大暑是二十四节气中的第 12 个节气，也是夏季的最后一个节气，俗话说"小暑大暑，上蒸下煮"，入夏以来，地面吸热大于散热，热量不断积累，至大暑时积累的热量达到顶峰，因此大暑也是一年中气温最高、最为炎热的时候。此时不仅日照强烈，雨水也很充沛，农作物生长旺盛，万物生机勃勃，然而燥热的气候与浓重的湿气却给人体带来了负担。

 ## 1 大暑节气详解

大暑节气到了，这是一年中最热的一个节气，也是夏天的最后一个节气。《月令七十二候集解》中这样写道："大暑，六月中……

暑，热也，就热之中分为大小，月初为小，月中为大。"这段话说明了大暑节气比小暑还要炎热，中伏时间大致到了，"伏"代表潜伏、藏伏的意思，所以这个节气气压比较低，人们感到热浪滚滚，没处躲藏。到了这时候，也预示着夏天将要过去，秋天即将来临。古代把大暑分为三候：**一候腐草为萤，二候土润溽暑，三候大雨时行。**"一候腐草为萤"，萤火虫往往产卵、孵化在落叶和枯草之中，古代人认为腐草跟落叶转化成萤火虫，所以说"腐草为萤"。"二候土润溽暑"，到了大暑这个节气，天气炎热，雷雨交加，降雨量还很充分，土壤湿度比较高，所以这个季节的土壤往往比较松软。"三候大雨时行"，降雨是一年比较集中的时候，南方雷雨交加，北方雷阵雨时不时地也会降临，也就是说会产生一定的自然灾害。

2 民俗

古代大暑时，一些从事农事活动的人有特有的风俗，比如饮伏茶。到了大暑，其实已经进入了中暑，饮伏茶是民间的一种养生的方法。什么是伏茶呢？人们用一些消暑降温的中药，比如藿香、金银花、佩兰等中草药，经过熬制放在村口，给过往的行人饮用，来抵御暑天对人体的损伤，还可以补充人们在长时间行走过程中流失的水分，这不仅是民间一种习俗，也是一种爱心的体现，同样是古代生产生活中的一种养生智慧的具体实践。

广东一带有吃仙草的民俗，仙草又叫仙人草，它是生长在南方的一种淡甜味的野菜，由于其清暑解热的功效，被誉为仙草。民谚有："六月大暑吃仙草，活如神仙不会老。"当然这是一种传说，但从中可知仙草对于预防疾病有很好的作用。现在看来，不同地区在大暑节气，结合自己的地区特点和个体差异，选择不同的方法来预防疾病，进行养生，安度最炎热的大暑。

3　大暑时节常见的健康问题及调养

大暑是全年温度最高，阳气最盛的时节，同时雷阵雨也是这个时期的常客。到了大暑降雨量逐渐增高，皮肤在这个时节要经受暑湿热的考验，因此我们要预防皮肤病。其实皮肤病最主要的外邪之一就是湿，而夏天降雨量比较大，到了大暑这个节气，南北方都会出现大雨倾盆的景象，因而人体能否适应湿气是一个严峻的考验。通常酷暑加上湿邪是导致疾病最主要的原因。

一位患有湿疹的45岁男士，在大暑时节来看病，患者自述从4月底5月初，也就是春末夏初的时候，患者的身体就开始逐渐出现湿疹，最高峰出现在大暑。这位患者浑身布满湿疹，最严重的是在四肢的关节的褶皱部，湿疹不但连成片，而且还有很多渗出液，这种液体外溢流得越多，说明他的症状越重，湿气也越重。患者自述患有湿疹已经6年，6年前就是在立夏以后患病的，之后每年的四月底到十月底，大概6个月的时间连续不断，夏末的时候症状最严重，剧痒难耐，难以入睡。该患者平时特别爱吃海鲜，但他说自己患病后一口都不敢吃，有一年他嘴馋，吃了1只螃蟹，结果不但流水特别多，痒的症状比往年都严重，所以他希望通过中医的治疗方法来缓解症状。大夫给其开了消风散加减，组方的中药有紫草、白鲜皮、地肤子、蛇床子、薄荷、荆芥、炒薏米等这些药，包含燥湿、化湿、利湿的药，祛湿燥热，缓解了症状以后，又让他服用健脾益气的炒

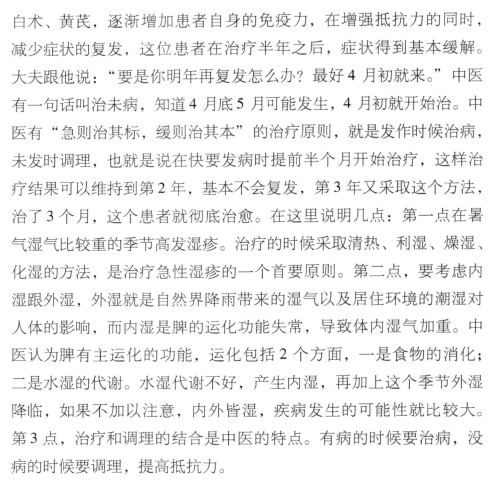

白术、黄芪，逐渐增加患者自身的免疫力，在增强抵抗力的同时，减少症状的复发，这位患者在治疗半年之后，症状得到基本缓解。大夫跟他说："要是你明年再复发怎么办？最好4月初就来。"中医有一句话叫治未病，知道4月底5月可能发生，4月初就开始治。中医有"急则治其标，缓则治其本"的治疗原则，就是发作时候治病，未发时调理，也就是说在快要发病时提前半个月开始治疗，这样治疗结果可以维持到第2年，基本不会复发，第3年又采取这个方法，治了3个月，这个患者就彻底治愈。在这里说明几点：第一点在暑气湿气比较重的季节高发湿疹。治疗的时候采取清热、利湿、燥湿、化湿的方法，是治疗急性湿疹的一个首要原则。第二点，要考虑内湿跟外湿，外湿就是自然界降雨带来的湿气以及居住环境的潮湿对人体的影响，而内湿是脾的运化功能失常，导致体内湿气加重。中医认为脾有主运化的功能，运化包括2个方面，一是食物的消化；二是水湿的代谢。水湿代谢不好，产生内湿，再加上这个季节外湿降临，如果不加以注意，内外皆湿，疾病发生的可能性就比较大。第3点，治疗和调理的结合是中医的特点。有病的时候要治病，没病的时候要调理，提高抵抗力。

在清宫医案中，也有记载暑天皮肤病受湿的病例。乾隆皇帝有一年在大暑这个节气得了荨麻疹，先起了一些疙瘩，过一会儿消失，但是奇痒无比。中医认为痒与风邪有关，也与湿邪和暑邪密切相关，因此这3种特定的外感致病因素同时侵犯了人体，才会出现痒的症状。御医给乾隆皇帝开了荆芥穗、防风、土大黄、蛇床子、当归、地肤子，熬成汤液进行药浴。说到药浴，现代人也依然保留这种方法，医院的皮肤科对于一些皮肤病人常采用药浴。通过泡浴的方法，药液中有效成分能被皮肤吸收，直达病所，治疗皮肤病的效果佳、速度快。当然不是每个人都适宜，要根据皮肤病的不同，在医生的

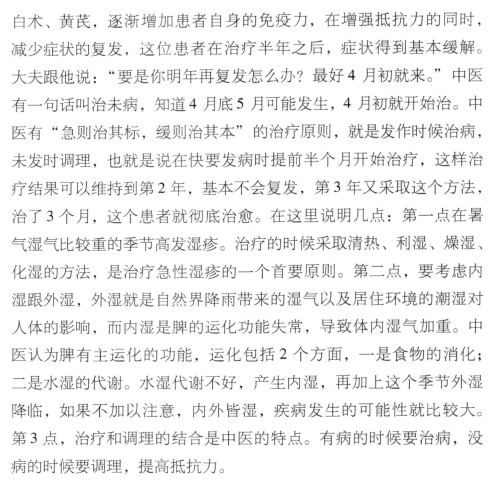

时节有道 二十四节气养生

指导下采取个性化的药浴方法。药浴的方法也有很多，现在很多人采取足浴的方法，用中药煮成一些汤剂，晚上睡觉前去泡脚。清代的慈禧太后每天晚上用中药煮成药液进行足浴，用这种方法可以促进睡眠，预防一些疾病。这种足浴的方法能治愈一些小疾小病，防止其向大病发展，而且简便易行，又不至于损伤人体的胃肠和肝肾。但中国幅员辽阔，南北方差异较大，因此需要考虑每个地区和每个个体的差异，根据每个人的患病的情况和辨证的不同，采取不同的方法，才能达到最好的效果。

大暑期间，烈日炎炎，酷暑多雨，暑湿之气更容易乘虚而入，侵袭人体，引发皮肤病，而对于小孩子来说，最常见的皮肤病就是痱子。有这么一个病例：一位年轻的母亲抱着 6 个月大的儿子来看病，代诉是患儿最近这几天，天天夜里哭闹。小孩的哭闹一般有 3 种可能，一为胃肠不舒服，《黄帝内经·素问·逆调论》有一句话叫："胃不和则卧不安。"大人胃不舒服时，自己会找药吃，或是去找病因；小孩不会说话，唯一的表达方式是哭闹，这时候需要辨清有什么异常症状，比如说食欲、大便怎么样，摸摸肚子是不是很硬、很胀。二为感冒发烧，怀疑发烧时，使用温度计测量就可以确认，再看看有没有流鼻涕、咳嗽等症状，如果这些都没有，就可排除感冒发烧的可能性了。三为皮肤异常症状，家长需要仔细查看小孩皮肤的状态，不能只看前胸的皮肤，也要查看痱子是否出现在后背以及腋下、大腿根等部位。小孩哭闹的原因一定是皮肤出现了异常，他表达的方式就是哭闹，所以一看后背、腋下、大腿根全是痱子。这种痱子很痒，患儿痒但又不会自己挠，且小孩的家长因为不知道这些生活常识，给小孩穿得过多，衣物透气性又差，其实小孩多热证实证，少虚症寒症，一般着凉的机会很少，只要空调不对着他吹，不在通风特别好的环境下待得太久，一般不会着凉。因此这个小孩是捂出来的痱子，这种情况下，用消暑降温、止痒去湿的中药，如薄荷、桑叶、荆芥、地肤子、蛇床子几味中药煮成水，在洗澡的时候兑进去，用了 7 天痱子就得到了有效控制。小孩在这个季节要穿透气性很好的棉制品，不要把衣服系得太紧，要宽松一些，排汗比较充分，就不至于得痱子。

在大暑时节，皮肤病多发，最常见的就是湿疹、荨麻疹，还有我们老百姓都知道的痱子，在这些方面我们要注意。中医认为痱子是一种内热毒热造成，而《黄帝内经·素问·至真要大论》中说："诸湿肿满，皆属于脾"。前文的病例如荨麻疹、湿疹都说到了脾，脾是后天之本，它的运化功能的好与坏，对于湿在人体存留中起了决定性作用，所以"诸湿肿满，皆属于脾"，痒属风邪，湿气太重，一定要从脾治，健脾利湿是治疗皮肤病的最主要的治疗原则之一。

4 大暑时节的养生要点

重在健脾利湿

大暑节气的养生要点：重在健脾利湿，中医认为在暑湿正盛的时节，应该多注意对脾脏的养护，脾脏功能如果运行失调，就会导致人体湿浊之气蓄积，从而引发湿疹等各类皮肤病，因此大暑养生重在"利湿"。这个节气有一个特点，就是代表季节的转换即将开始。在大暑将要结束的时候，一定是早晚开始偏凉了，夏热的时节即将结束，秋凉的时节即将开始，在早晚的时候就不能贪凉了。到了大暑即将结束的时候，虽然暑热难耐，但是尽量要少喝冰镇啤酒，脾胃弱的人就更不能喝，因为秋凉马上就要开始了。这时候不能像三伏初伏的小暑那样贪凉过甚，空调整夜不关等习惯都是不对的。

虽然这时候因季节转换往往是疾病高发的季节，但季节的转换往往也是养生的关键环节。

在这个时节，我们应该怎样预防疾病？怎么养生？

第一，冬病夏治三伏贴。这种三伏贴根据穴位不同进行贴敷，是为"治未病"，往往冬天高发的呼吸道疾病，比如老年慢性支气管炎、慢性支气管炎、过敏性鼻炎、过敏性哮喘，还有一些风湿性的冬天高发疾病，在这个季节用三伏贴的方法就可以达到提前预防的作用，即使复发，病情的程度也会减轻很多。三伏贴还体现了春夏养阳的道理。这是依据"发时治标、平时治本"的中医治疗理念，体现了中医治病与预防的结合。用三伏贴的方法，培育阳气、培育正气，这时候阳气旺了，冬天发病的概率就会大大减少。

第二，皮肤护理靠平时。夏天皮肤病高发，尤其是大暑，但是不能在等大暑来了的时候才保护皮肤，那是不对的，一年四季都要保护我们的皮肤。雨多生湿，这个季节湿气对皮肤的影响比较大。

我们需预防 3 个方面的外湿对人体的损伤：一是避免淋雨，少沾湿。有的小孩爱玩水，有的人在雨天根本不打伞，这些都对身体不利。二是勤换衣服，保持个人的卫生。湿衣服穿得时间长了就容易得湿疹、痱子，所以衣服淋湿以后要及时更换，没有淋湿的衣服在夏天也要及时更换，穿一些透气性比较好的棉制品，这样出汗比较通畅，不至于沤着皮肤，造成一些高发的皮肤病。三是少吃辛辣及寒凉食物。内湿产生跟脾有关系，少吃辛辣及寒凉食物可以保护脾，防止湿气对脾的损伤；对于进入人体的外湿，脾也有很好的排外湿作用，如果这时候不注意保护脾脏，脾的功能下降，外湿内湿一同侵犯人体，脾又不能及时将其排出体外，湿气造成的疾病更容易高发。因此这时候每个人都要保护脾，健康的脾可以排除体内的湿气，防止湿气伤人。

说到皮肤平时的保护，不能不提到女性为了保护皮肤而使用的一些护肤用品，而对护肤品使用做得比较好的一个人就是清代的慈禧，她平常护理头发都是用中药煮成的水配置的。"肤如凝脂"，慈禧非常重视皮肤护理，慈禧最爱用的美容用品是珍珠，她将上好的珍珠用布包好然后加豆腐和水去煮，煮上两个小时，然后把珍珠取出来，然后再捣碎，用蛋清和了以后做成小的颗粒状，留存备用。慈禧每天晚上会用珍珠的细粉把脸洗干净，然后敷上这些珍珠粉，经过加工的珍珠粉铺在面部，相当于咱们现在用的面膜。然后敷到一定时候揭下来用清水洗干净，再用忍冬花，又叫霜花、金银花，用它熬制的水来湿敷在皮肤表面，然后再进入睡眠状态，可见慈禧每天在脸部的美容上所花的时间是非常长的。金银花清热解毒，不但保护皮肤，让"肤如凝脂"，而且同时能防止皮肤受细菌的侵袭。中医讲清热解毒，实际上是预防细菌病毒侵袭的作用。考虑到地区的差异性，对皮肤的保护手段是不一样的。比如江浙一带以及四川的很多女孩皮肤非常好，但她们的保湿护理可能做得比北方要少很多，但皮肤还是很湿润，很有光泽。北方就偏于干燥，每天做面膜，皮肤还是特别干燥、粗糙。南方气候潮湿，降雨量相对比较大，北方干燥，多风少雨。中医认为肺主皮毛，认为肺管着皮肤，但肺是喜润恶燥。所以南方的环境适合皮肤的保养，北方不适合，因此北方人在保湿和皮肤护理上比南方人要做得精细一点，这就是地区的差异，一方水土养一方人，中医讲"天人相应"。所以从这一点来说，要想皮肤好，请把肺养好；要想皮肤好，平时保养最关键。

第三，饮食均衡要利湿。利就是通利出去多余的水分，也就是湿气，饮食均衡在大暑时节应用得比较广泛。《黄帝内经·素问·五常政大论》说："药以祛之，食以随之"，"药以祛之"，就是药用来治疗疾病，而食疗是辅助治疗的，"食以随之"，就是在药物治疗的同时，饮食的配合也很关键。所以在这个季节，饮食应多选择利湿的食物，比如说薏米，还有冬瓜、莲子、山药等，都有健脾利湿的作用，当然可以利湿的食物还可以选择绿豆粥、荷叶粥，这些也都是方便食用的。

三鲜饮也可以清热利湿凉血，这"三鲜"是鲜竹叶、鲜荷叶、鲜薄荷，各 10～30 克，煮成水喝。当然胃肠偏凉或怕凉的，都建议尽量不用。胃肠正常的或偏热，用这三鲜饮既可清热解暑，最主要的是有利湿的作用。大暑节气以后，秋天就要来临了，中医认为季节交替养生最为关键，所以为了迎接秋天的到来，大暑节气不但要防暑降温，还得要对肺和脾进行保护，健脾润肺，这就是在季节交替、夏秋之交时我们需要做的一些事情。

5 大暑时节推荐的药食同源方

大暑时节推荐的食疗药物及方子：

（1）薏米

大暑时节推荐的药食同源的中药为薏米。薏米，《本草纲目》中这样记载："**健脾益胃，补肺清热，去风胜湿，炊饭食，治冷气，煎饮、利小便热淋。**"薏仁也叫薏米，它有健脾益胃的作用，对脾胃的消化功能有很好的促进作用，还可以去湿，最主要它有利小便、治疗热淋的效果。很多病人诉说小便的时候觉得特别热，这时候用它就可以治疗。薏米还有抑制冷气对人体损伤的作用，所以薏仁在很多国家都被认为是一种很好的食品。薏米在临床上，在我们日常生活中都经常使用。但是有一点需注意，薏米偏硬，所以熬制的时间一定不能太短，还有一定不能单独食用，单独食用对胃肠有一定的刺激作用。可以做成薏米粥，如果煮水可以喝水。

薏米：清热利湿、除风湿、利小便、益肺排脓，健脾胃。薏米这几方面的疗效在临床上都非常实用，可以主治一些风湿身痛、湿热、脚气。

（2）绿豆薏仁汤

将绿豆跟薏仁煮成水，喝这种水，消暑降温，还有健脾利湿和胃的功效，所以在大暑节气，尤其是皮肤病高发、降雨量比较高的季节，用这种食疗可以养生防病，对身体有保护作用。

（3）冬瓜薏苡仁排骨汤

淮山、荷叶、陈皮、枣、炒薏苡仁各适量。该汤清热消暑，健脾祛湿。经过炒制的薏苡仁，性平和，具有健脾和利湿的功效，适合各种体质的人士服用。

（4）荷花茶

将鲜荷花 6 朵放入砂锅内，加入 500 毫升水，煎沸 3 分钟，取汁倒入茶杯，冷却代茶饮用。功效：清暑利湿，升阳止血。

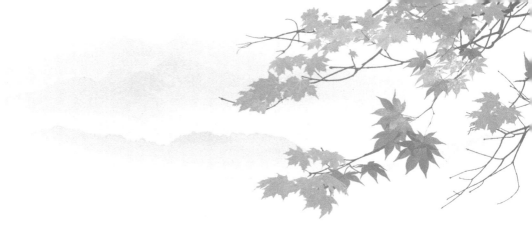

第十三章

立秋

立秋暑未尽
要防咳喘病

立秋是秋天的第 1 个节气，从这一节气开始，夏季的暑热将逐渐散去，取而代之的是秋高气爽与徐徐凉风，虽然这一时节炎热的高温依然占据上风，但是清晨与傍晚的凉意已经预示着秋天的到来，在这样一个夏末秋初的时节，夏季的一些养生要点也适用于此时，我们在夏季没有注意预防的事情，在此时很可能会暴露出来，再加上立秋后天气转凉，气候的变化也容易诱发各种疾病。

1 立秋节气详解

到了立秋这个节气，早晚有凉风开始出现，温差相对比较大，我们将告别夏季，迎来秋季。《月令七十二候集解》中这样写道："七月节，立字解见春，秋，揪也，物于此而揪敛也。"意思是到了立秋，秋季来临了，阳气渐收，阴气逐渐转盛，从农事活动来看，到了秋收的季节，农事活动比较繁忙，有秋收冬藏的感觉。

2 民俗

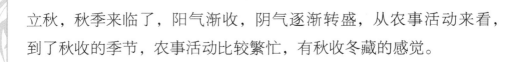

民 谚

早立秋凉飕飕，晚立秋热死牛

关于立秋的时间，究竟是在早晨立秋还是晚上立秋，在民谚中有一句话："**早立秋凉飕飕，晚立秋热死牛**"。立秋这个节气的到来，不能说夏季完全过去，因为还在伏天里，往往是三伏，所以天气依然闷热。南北方有一定的差异性，在北方可能早晚有凉风，而南方闷热潮湿的天气仍在继续。

从二十四节气来看，立秋是秋天的第 1 个节气，春夏秋冬四季的第 1 个节气都有个立字，立春、立夏、立秋、立冬，4 个 "立"字代表着一个季节的开始，也是一种转折。立秋有贴秋膘的民俗，这个民俗流传至今，尤其在北方至今还很盛行。夏天的 3 个月已经过去，夏天是消耗大于补充的季节，因为白天的时间相对较长，晚上的时间较短，所以造成人们工作学习的时间比其他 3 个季节相对要长一些，由于夏天出的汗比较多，闷热的天气会影响睡眠，所以往往休息也不够，消耗大于补充，就不难理解了。还有一个问题是人们不注意饮食，在夏天做饭基本上以简单为主，甚至有的人苦夏就不吃饭或晚饭不吃了，喝点冰镇的饮料，吃点生拌的蔬菜。因此到了立秋，我们该适当地补充点营养，贴个秋膘也许是一个不错的选择。从中医的角度看，它也有一定的道理，营养不足就得要补充。如今贴秋膘更多是吃肉，用炖肉贴秋膘。在生产生活实践中，人们不断总结炖肉如何能炖得更香。很多人在炖肉的过程中都要放一种调料，更确切地说应该是药包，这个药包也很讲究，其中做得比较地道的能有十几味中药，比如说：丁香、木香、香叶、白芷、砂仁、桂皮、陈皮等，十几味中药洗干净搁在一个纱布里，然后系上，放在肉锅里一块儿炖煮。这药包有 3 个作用，第一，它是药食同源的，这十几味中药既可以入药治疗疾病，又可以维持平常的养生保健，食疗也非常安全；第二，这个药包味道偏芳香的比较多，比如：砂仁、丁香、木香，它们具有的香气可以增加炖肉的香气；第三，助消化，保护胃黏膜。这些药都是常用的健脾和胃、保护消化系统的中药，在贴秋膘的过程中，很多人饮食是过量的，往往会造成食积或消化不良，加入药包以后，其药效进入了肉里，可以帮助消化，保护胃黏膜，不至于造成食积。现在的人们饮食营养很丰富，脂肪摄入量过高的疾病逐渐变多，所以贴秋膘对于有些人并不适宜，具体到个体细分来看，平常脂肪受量过低的人、偏瘦的人、胃肠消化还不错的人，贴秋膘时可以多吃点炖肉；体重超标的人，有慢性病如血脂偏高、脂肪肝、高血压、糖尿病、动脉硬化、心脑血管疾病的人，贴秋膘时建议不吃肉或少吃肉，最好只吃瘦肉。

秋天是古代农事活动最为集中的一个季节，很多水果立秋以后逐渐成熟，开始上市了，比其他季节要多一点，这个季节多吃蔬菜水果，是中医倡导的健康饮食原则之一，自然界给我们这么多丰盛的水果，为什么不多吃呢？立秋的时候，哈密瓜开始上市了，所以推荐在立秋的时候多吃哈密瓜，哈密瓜的含水量非常高，有丰富的维生素，还有一些矿物质，铁的含量也比较高。中医认为哈密瓜偏凉，偏寒性，它有疗机、补气、清肺热、利小便的作用，但也要注意，比如本身脾胃虚寒的人，在吃寒性的水果的时候，就要每次掌握量，不能吃得太多。

3 立秋时节常见的健康问题及调养

中医讲究因果关系，很多疾病的形成并非一朝一夕，而是有一个缓慢的过程，就好比水滴石穿，在生活中我们可能会不经意间做一些损害身体的事情，虽然短时间内不会对身体造成太大影响，但长此以往就容易形成较严重的疾病。立秋时节天气转凉，气候的变化很容易诱发疾病，如若夏季没有做到很好地预防，在此时就更容易患病。

秋天对应人体的肺，那么与肺相关的疾病就相对高发。立秋的高发疾病多跟夏天有相连之处，因为夏天刚过去，人在夏天的饮食、生活起居对秋天有一定的影响，我们经常说做什么事情都有因果关系，健康也有因果，夏天的这 3 个月养生做得非常好，那秋天可能患病的概率就低，秋天做的养生保健非常到位，那么冬天患病的概率就少，这叫预防为主。

到了立秋，最常见的是咳喘病，咳喘病一年四季可能都见到，但这个病为什么秋天容易复发呢？分享一个病例，患者本身有 20 年的哮喘史，18 岁开始哮喘，就诊时上气不接下气，喘着说不出话来，而且不停地咳嗽，听着还有痰鸣声，患者自述刚一立秋就出现了这种情况。她告诉大夫说："大夫您说的话，有时候我能照着执行，有些时候就忘了。"她说自己不能遵守"忌吃凉食"这一医嘱，总是忘记不能吃凉的、不能贪凉的约束。这位女士平时特爱吃凉的食物，因为在春天的时候，她因哮喘发作吃了一段时间中药，病情得到了控制，之后她觉得没什么事情了，夏天是她的最爱，她特爱贪凉，爱吃冷饮，基本上夏天3个月吃很少热菜。偏嗜寒凉的东西，容易造成了肺的损伤，所以她的咳喘到了立秋以后，就逐渐开始浮现了。她在夏天时，每天空调开得比一般人都长，晚上睡觉不开空调睡不着，车里头空调，办公室空调，喝的是冷饮，吃的是凉拌菜，内外皆寒，所以这个人来看大夫的时候咳嗽喘，她说自己已经不能上班，每天只要一动就喘得胸闷气短，喉中痰鸣，哮喘发作。中医认为咳喘主要是肺，肺气不宣、肺气上逆，但是这个患者还有个症状是痰比较多，痰湿阻塞气道，所以她的痰鸣声特别明显，因此辨证为肺气不宣、痰湿阻肺，这种情况下应健脾利湿、化痰、宣肺，用麻黄、苏子、酒芩、葶苈子、桑白皮、百部、前胡以及浙贝等中药，当然还加了健脾的茯苓、炒白术等健脾利湿的中药。中医认为咳喘时间久了容易导致痰盛，这些症状与脾有关，脾为生痰之源，肺为储痰之器，痰不清、痰阻气道胸憋会更明显，所以从这个角度来治疗这位患者的咳喘，最主要的是解决肺、脾两个脏器出现的问题，才能缓解咳嗽、痰喘的症状。对这位病人总结了3点：第一，因为病程比较长（20年），所以正气虚，疾病产生的原因多为先有正气不足，再有外邪侵袭；第二，病人寒凉饮食吃得太多，寒凉的饮食使得肺气闭塞，其宣发的功能得不到充分的发挥，自然而然肺气不宣、壅塞，所以肺气上逆就产生咳嗽了。那为什么立秋以后发病呢？这其中就涉及一个诱因了，很多疾病发生一定有个源头，这个患者的源头就是秋凉，她内里本来就偏凉，外边自然界的"凉"就容易诱发她咳喘，所以说因为寒造成了疾病产生，因为凉造成了疾病的突然发作，从这点来说我们平时就要注意养肺，尽量少吃寒凉食物。

还有一个病例：一位男士来找大夫看病，一进诊室大夫大概就看出了这位患者的疾病。这位患者一边嘴㖞了，叫口眼㖞斜，这个病多由于风邪造成。患者自述前天晚上，觉得到了立秋了，不能再开空调一夜了，所以他定时一个小时，睡着了以后，空调关了，但是他忘记了窗户是开的，在窗户底下睡觉，他那个房子又通透性非常好，南北对流风一刮，造成了面部表情肌的功能出现了问题，就出现了面瘫。患者出现的症状就是抬眉、闭眼、鼓腮都有障碍，嘴角易往一边㖞。中医有句话其实很多人没有真正地领会，即**"虚邪贼风，避之有时"**，什么叫"虚邪贼风"？就是不正之气即为邪，而中医认为白天属阳，晚上属阴，晚上的风有寒邪，应该回避它，不要在窗户底下睡觉。有人说我也在窗户底下睡觉，为什么自己没事呢？人和人的体质及所处的环境是不一样的，这个小伙子已领连续加班 3 个月了，在夏天的阳盛之极消耗大的季节，天天加夜班，每天劳动强度非常大，睡觉比较晚，睡眠不足，营养不足，整整 3 个月消耗大于补充，先有了抵抗力的下降，再有秋凉的诱因，受风邪和寒邪袭击，在这种情况下，这小伙子出现面瘫也不难理解了。

大夫采取了针灸加中药汤剂的治疗手段，这位患者很快就恢复了，当然如果治疗不及时，出现长时间的后遗症，如神经疼，它跟面神经的走行有关。这个病例告诉我们一个道理，在秋天秋凉的季节，在睡眠过程中防止风直吹头面，这也是预防头面疾病的常识性知识。

还有另外一个病例，一位 26 岁的女士一入夏就患了水肿病，截至立秋已经有 3 个多月了，其实水肿病与立秋的关系不是太大，但是立秋以后她的病情逐渐加重。老百姓对水肿的认知大部分停留在第 1 个层面——肾。很多人认为水肿与肾有关，肾在现代医学被认为是泌尿系统的主要器官，掌管尿液的排泄，排泄不顺畅，一定会出现水肿，当然有些电解质紊乱也可以导致水肿的出现。这位患者查了肾功几次全正常，也做了 B 超，各方面都正常，找不出具体的原因，下肢和眼睑浮肿。因此在别人治疗的基础上，中医大夫就总结认为其水肿可能跟肺有关。其实中医认为水肿其实跟三脏有关，即肾、脾、肺；第 1 个肾主水最主要；第 2 个脾主运化，主运化包括了水湿的代谢，脾功能不好，也会出现水肿；第 3 个就是肺的功能不好，肺有一个功能叫"通调水道"，这个功能不好了，也会出现浮肿。《黄帝内经》在这个问题上是这样解释的：**"饮入于胃，游溢精气，上输于脾，脾气散精，上归于肺，通调水道，下输膀胱，水精四布，五经并行。"**这段话将喝水以后的整个代谢过程都阐释得非常透彻，水液代谢关联脾的功能、肺的功能，肺有宣发肃降的功能，宣发可以把水液中的精华部分输送到身体的全身；肃降的功能，把多余的水分以及不利于身体健康的代谢产物，通过膀胱排出体外。水液输布的功能出现问题，会出现皮肤的水肿，而肃降的功能出问题了，那水液下出膀胱的作用也会出现异常。《黄帝内经》更强调的是肺通调水道的功能，肺通调水道的宣发肃降作用得不到很好的发挥，就会出现水肿。针对这位患者就应该加上一些宣肺利水的药，比如麻黄、桑白皮、葶苈子，再加健脾利水的中药，如炒白术、茯苓、冬瓜皮，最后加上补肾的女贞子、旱莲草等，三脏全都考虑进去并且以治肺为主，这位患者的浮肿一个月以后就痊愈了。所以在临床上要总结生活中看到的水肿，辨证施药，不能只考虑肾，还要考虑脾跟肺的功能出现异常所造成的水肿。

从以上 3 个例子，总结出 3 点：第一，咳喘病一年四季都可能发生，而秋季的发生与肺有关系，而强调病因多为夏季饮食中寒凉过多，生活中受寒过度，还有秋凉的诱因，这几点造成了咳喘病，

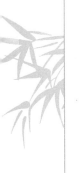

到了秋季发生的概率就比较高。第二，我们说的面瘫，即面神经麻痹，也与秋凉相关联，阴寒风邪阻塞了经络气血，造成面瘫。而面瘫是一年四季都会发生，但往往是因为夏天的消耗大于补充，正气不足，发病的概率就相对高一些。第三，水肿病虽然以肾为主，但也要考虑脾的运化功能和肺的通调水道功能，肺主行水的功能如果出现异常，同样会出现水肿。

4 立秋时节的养生要点

> 立秋养肺是关键，防暑降温还要收，
> 预防秋乏要提起，滋阴润燥要开启。

立秋时节是秋天的开始，秋季养生养肺是关键。立秋时节也是农作物丰收的时节，在这一时节大量的瓜果蔬菜成熟，是大自然给予我们的一份馈赠。到了立秋，对于预防疾病，我们应该做哪些事情？首先要理解秋天对应人体的肺，首先需阐明一下肺的功能，第一，肺主气司呼吸，这跟现代医学中的概念应该是一样的，肺管理的人的呼吸功能，主气包括2个方面，即主一身之气和主肺气，如果这2个功能出现了问题，人就会出现气短懒言、肺气不足、胸闷气短的症状。第二，肺主宣发、肃降，宣发肃降跟水液代谢有关系，肺是通过宣发肃降的功能来完成气体和水的代谢。第三，肺通调水道，掌管着水液的代谢、道路的通畅，如果肺调节水液的功能异常了，也会出现浮肿。第四，肺"开窍于鼻，其华在毛"，鼻部有些疾病跟肺有关系，而皮肤健康与否与中医讲的肺更是密切相关。中医认为肺通过宣发肃降，尤其是宣发作用把营养物质输送到全身的皮肤，以润泽皮肤，所以皮肤干燥，容易出现皮肤疾病，都和肺的功能不良有关。

《黄帝内经》有言："**秋三月，此谓容平，天气以急，地气以明，早卧早起，与鸡俱兴，使志安宁，以缓秋刑，收敛神气，使秋气平，无外其志，使肺气清，此秋之应，养收之道也，逆之则伤肺，冬为飧泻，奉藏者少。**"意思是到了秋天是养肺的最好的季节，在这个时候生活起居要考虑自然规律，秋天是一个肃杀的季节，为了防止肃杀对人体的影响，就应该使精神安定，保持一个良好的心态，这也是养生最主要的方法。

在立秋的这个节气养生具体需要做以下 3 点：

第一，防暑降温还要收。因为到了立秋，炎热的夏天还没完全结束，所以不要放弃防暑降温，从生活起居上要做到以下 3 点：一是继续防暑降温，一些在炎热夏天时常用的方法还应该继续维持，比如饮食上多吃一些薄荷粥、绿豆汤，还有莲子粥。二是多吃蔬菜水果，防止因为秋燥的来临，对人体的损伤。寒凉的饮食适当地少吃，毕竟不是夏三月了。三是收敛肺气，收敛肺气就是在这个季节消耗不能过大，少说话，多饮水，保证睡眠，饮食上不要过多的寒凉，这几点做好了，我们的肺气就应该得到了很好的保护。

第二，预防秋乏要提起。这个季节秋乏一定会出现，而秋乏是一种自然现象，因为夏天 3 个月往往睡眠不足，消耗也比较大，到了秋凉的时候，人们觉得可以有一个很好的睡眠环境了，所以就容易昏昏欲睡。但是如果你工作比较紧张，尤其是高空作业，或者经常开车的人，秋乏太过，会影响生活和工作，此时我们就要开始预防秋乏了，要尽量保证充足的睡眠。人体代谢最低的时候是零点到凌晨四点，这时候我们不能熬夜；还有中午 12 点到 1 点，是交感神经疲劳的时间段，在这时候我们要注重午睡的重要性。作为老人来说，其实睡眠比较少，所以养生专家建议老人只要一有睡意就赶紧睡觉，如果中午困了就睡一个午觉，下午困了也可以眯一会儿。

第三，滋阴润燥要开启。因为夏天是炎热的暑热季节，而到了秋天一定是燥跟火伤人，所以在这个季节要适当多吃滋阴润燥的食物，少吃一些辛辣的食物，油炸的食物，多吃一些含水量高的蔬菜水果。

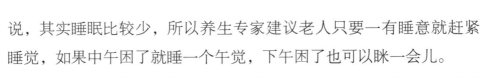

5 立秋时节推荐的药食同源方

立秋时节推荐的食疗药物及方子：

（1）乌梅

立秋药食同源的中药为乌梅。很多人都喝过酸梅汤，它有滋阴润燥的作用，能防暑降温，其实它还有软化血管的作用，且能抗衰老。

《中华人民共和国药典》记载乌梅：敛肺，涩肠，生津，安蛔，用于肺虚久咳，久泻久痢，虚热消渴，蛔厥呕吐腹痛。

乌梅主要用于治疗肺跟脾的疾病，尤其在秋燥的立秋季节，乌梅因生津的作用，是一种很好的食疗推荐养生品。

食疗方法可以用乌梅煮汤，即乌梅汤，其既可以防暑降温，又可以对于秋天的秋燥起到生津润燥的作用，对于预防胃肠和肺的疾病也很有好处。

（2）玉竹润肺汤

玉竹润肺汤组成：银耳、南杏仁、淮山、陈皮、玉竹、无花果各适量。该方健脾生津，养肺止咳。

（3）清肺补肾汤

清肺补肾汤组成：炙麻黄 10 克，黄芪、射干、苦参各 15 克，鱼腥草 30 克，全瓜蒌、葶苈子各 15～30 克，补骨脂、黄芪各 15～24 克，沉香 0.6 克（分 2 次吞服），雷公藤 25 克（先煎，亦可用地龙代之），大枣 6 枚。

服用方法：每日 1 剂，水煎服。

功效：适用于感染型及混合型支气管哮喘。

第十三章 立秋

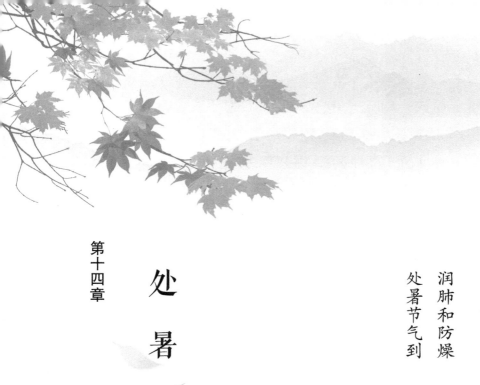

第十四章

处暑

润肺和防燥
处暑节气到

处暑是秋季的第 2 个节气，"处暑"有"出暑"的意思，它预示着夏季的暑热即将退去，但在此时炎热的高温依然占据着上风，我们常说的"秋老虎"也正容易在这个节气出现，因此防暑降温依然是我们日常生活的重点，处暑是夏季到秋季过渡性的节气，伏天的闷热潮湿会渐渐离我们远去，天气逐渐变得干爽舒适起来，干燥少雨是我国大部分地区进入处暑时节的气候特点，而防燥正是秋季养生的重点，中医认为秋季对应的是我们人体中的肺，因此在处暑节气，肺燥是极易出现的问题。

1 处暑节气详解

处暑是进入秋天的第 2 个界限，在《月令七十二候集解》中这样写道："**处，止也，暑气至此而止矣。**"从字面上理解就是到了处暑这个节气，夏天基本就结束了，三伏也到了尾声。中国的二十四节气中，处暑这个节气是一个过渡期，它既不像大暑小暑那么炎热，又不像小寒大寒那么严寒，它是一种从炎热到严寒过渡的一个节气。从中医的角度讲，处暑时节阳气逐渐地下降，阴气逐渐地上升。

2 民俗

民 谚

早上凉飕飕，中午热死牛，出游迎秋

很多人都知道"秋老虎"这个词，其实"秋老虎"是说到处暑节气以后，还有可能热一段时间，防暑降温不能成为过去式。当然在很多地区，到了 9 月以后，真正的秋天才来到了人们的生活中。在这个节气，有些地区流传的谚语是："**早上凉飕飕，中午热死牛。**"这也是对秋老虎的一种解释。

有几个处暑的民俗截至现在可能还在延续。一是出游迎秋。很多人在小时候上学期间经常有春游或者秋游。在为期 3 个月的炎热夏天中，很多人的室外活动量相对减少。到了秋天，到了处暑有一丝凉意了，很多人都爱出游，而这种出游其实在民间也流传了很久。它是很好的一种锻炼方法，秋天自然界秋高气爽，既可以赏秋，又可以享受秋天给人带来的自然景观，对于缓解压力、锻炼身体大有裨益。二是煎药茶。在唐代就开始在这个时节煮一些药茶，使用的中药中清热的药材比较多，药茶多有苦味，苦可以燥湿，来去除体内湿气；还有清热的作用，到了秋天容易产生肺热，燥和火在这个季节最容易侵犯人体，多喝一些苦味药组成的凉茶对身体特别有益。

比如使用黄芩、野菊，然后再搁点乌梅，不仅可以生津止渴，还可以清热，防止到了秋天燥邪伤人。三是处暑吃鸭。民间处暑吃鸭的习俗在一些地区流传比较广。中医认为鸭肉多偏凉，有养阴的作用，中医有一句话：春夏养阳，秋冬养阴，所以多吃阴性的食物，偏凉的食物对于养阴润燥有很好的作用。鸭肉既补充了人体的营养，又不至于上火。吃鸭的方法各地有所不同，有白切鸭、柠檬鸭、子姜鸭，还有烤鸭，我觉得烤鸭相对差一点，因为经过烤制的食物容易上火。北京至今还流传着传统的吃鸭方法，叫处暑百合鸭，这种吃法就比较推荐，因为加了百合，百合有润肺止咳的作用，属于季节性的食疗养生。当然这些民俗在每个地区根据环境的不同都是有差异的。在处暑的时候，南方降雨比北方多，所以燥邪伤人的疾病相对比北方要少，而北方这时候多风少雨，可能连续两周都不下雨，要注意干燥的空气对人的损伤。

3 处暑时节常见的健康问题及调养

在立秋的时候就曾经说过，到了秋季很多水果大量上市，在处暑节气，我们给大家推荐的水果是葡萄，中医认为葡萄是平性的，含水量非常高，含糖量也不低，当然这跟种类不一样有关。葡萄有很多种类，如巨峰葡萄、玫瑰香、奶葡萄、茉莉香葡萄等。每一种葡萄的葡萄糖含量是有差别的，而水分的含量基本上都是偏多的，从这一点来说，葡萄对应节气的养生。从养生的角度来说，食疗养生一直是中医非常重要的养生内容之一，其中有 3 大原则，一是要遵守四气五味，四气寒热温凉，五味酸苦甘辛咸。到了秋季，适当吃凉性的平性的，少吃热性的水果；二是要吃应季的蔬菜水果；三是要吃当地的蔬菜水果。从这 3 个原则中的第 2 个原则来讲，食用的水果应以在处暑这个节气前后大量上市的应季葡萄为主。在处暑这个节气暑已经去了，更多的是燥，而燥火的来临一定要用食物来防止其伤人，所以针对肺燥要多吃一些含水分高的水果和润肺的食物，从现代营养学角度来说葡萄含有丰富的维生素、微量元素，还有一些氨基酸，这些都可以用来补充人体的营养和矿物质。但对于血糖偏高的人、糖尿病患者要适当地少吃，若吃多了会引起血糖的波动，对于治疗和控制血糖可能就不利了。

处暑节气正处在季节交替之际，各地普遍早晚温差大，天气干燥，多风少雨，很多人亦在此时患病。秋季对应人体中的肺，肺部疾病在此时容易高发。到了处暑节气养生应该重点关注肺燥咳嗽，一定要在这个节气重点考虑"燥"字。中医认为外感六阴邪气，春天防风邪，夏天刚过去的暑天要防暑防湿，到了秋天一定要防燥和火。

有这么一个病例：北方一位女性患者咳嗽已有 1 个月，她从立秋之前就开始咳嗽，但是到处暑都快过了还在咳嗽，吃了很多药都不见效，所以来到中医门诊。按常规的方法来进行治疗，这位患者肺气不宣，肺气上逆，有肺热，对症开了一些草药，患者吃完了药之后复诊，对大夫说："吃完您的药，咳嗽一点没减轻，而且还有加重的趋势，这是为什么？"难道发展成慢性支气管炎了？还是说她有什么其他的疾病？再一看这位病人，她的面色黄白，口周发青，实际上，因为长期的咳嗽，患者有点缺氧了。大夫问她："你平常什么时候咳嗽？"她说："白天晚上都咳嗽。""你咳嗽时有什么感觉吗？""嗓子一痒痒就咳嗽。"其实到秋天北方最大的特点是气候干燥，多风少雨，所以会出现咽喉的干燥，甚至发生咽炎，或者慢性咽炎，这时候都会引起咳嗽，所以这位患者不单纯是肺中的咳嗽，也累及到了咽部。综合考虑这位病人的症状，再结合秋燥的节气，通过清热、利咽、养阴、润燥的方法，一定能收到很好的效果，所以又改开了7服药，用了一些养阴的中药，比如麦冬、沙参，利咽的元参、射干，还有宣肺桔梗、杏仁，这些药用完了再吃7服，效果明显好很多。综上，说明这位患者是肺燥咳嗽，而且她的肺燥咳还兼有咽干，热跟燥同时存在，只是程度不同。可见肺燥咳嗽在处暑节气是比较常见的。在这个节气天气比较干燥，而且少雨，人体皮肤会因为干燥出现皮肤的发干，所以需要做好皮肤护理的工作。而且咽喉部在干燥的刺激下就容易出现咳嗽，在这种情况下，不要单纯考虑肺，更要考虑患者因咽喉部的不适而咳嗽的情况，这在咽炎中常见。中医看咳嗽讲究辨证治疗，有的是脏腑辨证，叫五脏六腑的辨证，有的是根据外邪侵犯人体的规律来辨证，外感温热之邪或者风寒之邪造成这种疾病，而卫气营血辨证根据咳嗽的来判定，如果咳嗽一两天，多半在表征，如果咳嗽说超过了5天，基本上是到了营血。早晨咳嗽或者白天咳嗽，更多代表着在病的初期，而夜间咳嗽多为病的中后期，所以治疗的方法用药是不一样的。根据患病的时间分型，冬天的咳嗽以风寒咳嗽为主，春天的咳嗽以过敏性的咳嗽为主，夏天咳嗽以热伤风的暑湿造成的咳嗽为主，而到了秋天以燥咳为主，所以季节不同，发病情况是有差别的。每天的咳嗽时间不同，中医考虑治疗的方法也是不同的。可见关于咳嗽的时间线中医区分的很详细细致。当然肺燥也不只是造成肺燥咳嗽。有这么一个病例：北方有一个3岁的孩子，该患儿从生下来就大便偏干，到了立秋以后，尤其到了处暑，大便更加干燥，3天才解一次，所以来到中医门诊。从外表看这小孩确实属于内热比较重，而刚好赶上这个季节，北方多风少雨，气候干燥，要治疗季节性的便秘就要清热、润燥、通便，针对脾虚的患者还需要加上一些健脾的药，所以用了一些焦白术、焦三仙帮助消导，还有火麻仁、郁李仁、当归、杏仁、沙参等来养

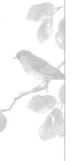

阴润燥通便，还给这个患儿增加了理气的枳壳及通便的熟大黄。患儿治疗了将近3周，基本上改善了这种干燥的状态。在临床上看便秘的患者10个人中有4~5人是孩子，女性占了3~4个，还有剩下的一两个老人是脏腑衰败了，排泄功能肠蠕动都下降了，中青年男性非常之少，这就是一种规律。究其原因，多与小孩的体质相关，小孩之体叫"纯阳之体"，多热症实症，少虚症寒症。从这个病例来说，考虑季节性的发病和脏腑辨证的特点，因为肺与大肠相表里，肺的功能不好，内热产生下沉到大肠，就会造成大便的干结。《黄帝内经》解释说："**热气流于小肠，肠中痛，瘅热焦渴，则坚干不得出，故痛而必不通矣。**"这说明大肠小肠有热容易造成津液消耗，肠中的津液少了，都被它吸收了，大便干燥难以通利下来。这跟肺又密切相关，所以到了到了处暑节气，秋天的特征比较明显的时候，肺燥会影响到我们的肺脏，还会影响大肠的传导功能。所以大家一定要注意燥邪伤人。

在古代及近现代很多人对燥邪也有认知，比如清宫的医案里有这样的记录，慈禧是清代后期最有权势的女人，她在生活中非常讲究，但考虑的事情比较多，生气的事情也多，所以她最好的保健方法就经常请御医给她调养身体，保证她的身体无疾，甚至可以延年。有一个病例记述了慈禧在处暑这个节气出现了咳嗽病症，九月左右慈禧开始出现咳嗽，而且在咳嗽时间比较久的时候，只是燥咳没有什么痰，在请御医治疗的过程中，御医就发现了咳嗽与肝有关，确切地说是与肝火相关。肝主疏泄的功能失常，从而影响了肺经脉，还有一个胆经之火、肝胆之火相扰，造成了肺部的津液不足，而燥火伤人。御医没给她开汤药，因为慈禧不愿意老吃这苦药汤，最后用了膏方。这膏方一般都要加蜜的，所以除去了中药苦味，它略甜，而且摄入量相对少，所以很容易让这些达官贵人和皇亲国戚接受。

御医给膏方起了个名字叫润肺和肝膏，这个药是御医根据慈禧咳嗽的现状，考虑用药组方为：党参、生薏米、麦冬、橘红、桑叶、炙枇杷叶、杭芍、石斛、甘草、炒枳壳，将这些药物熬制成膏剂，还加了一些其他的辅料如蜜等。该膏方中党参补益中气，因为患者中气不足会出现咳嗽气短；薏米祛湿，麦冬、橘红、枇杷叶、石斛都有养阴润燥的作用；甘草是调和诸药；枳壳通便；杭白芍柔肝，因为其可平抑肝阳；桑叶疏风清热，还可以清肝火。这些药合用起到了既可以健脾、益气、祛湿，又可以养阴、润燥、止咳的效果。

在这里重点说一下，石斛这味药在这个组方中用得非常好，石斛养胃阴，也可以清肝热。在临床上有一个干眼症病例，最开始治疗效果一直不理想，在用了石斛以后发现，患者原来的胃不适见好了，食欲也增加了。考虑到患者患有干眼症，而肝开窍于目，石斛又有滋阴清火的作用，清肺火和肝火，又可以养胃阴，所以慈禧用了这个膏方以后，效果非常好。

4　处暑时节的养生要点

多饮少言防秋燥，皮肤护理重保湿，多吃水果防燥邪。

处暑节气，燥是我们需要重点注意的问题，气候的干燥不仅会影响人体内的脏器，对于暴露在外的皮肤也会带来一些损害，此时我们经常会感到脸上的皮肤发干，缺水严重。防燥是在入秋以后每个人都会想到的一件事，所以在这个季节我们怎么去做才能预防疾病，才能够防燥邪伤人呢？

第一，多饮少言防秋燥。因为肺喜润恶燥，所以到了干燥的秋天，要多喝水，当然少说话也是一个方法，因为说话的时候会带走津液，肺经不足，又不能及时补充水分。所以在这个季节我们要保证适量的饮水量，多喝一些水，以温开水为主，尽量少喝寒凉的水，防止寒凉伤了肺。这个时节还可以用一些中药的代茶饮，比如用西洋参跟麦冬各10克放在茶杯里，拿开水浸泡，可以喝一天，最后到晚上甚至可以把这个西洋参咀嚼了，对于益气养阴防秋燥是一个很好的方法。

第二，皮肤护理要重保湿。南北方一定有差异，北方人皮肤普遍比南方人差，是因为南方的环境潮湿，利于皮肤的保湿，所以北方到了秋天、到了处暑一定要防秋燥，多吃一些润肺的食物，皮肤的保湿应该多做。比如女士可以做一些面膜，男士在洗脸的时候不要过早地擦干，让皮肤保持水润。

第三，多吃水果防燥邪。含水量高的水果非常多，秋天是水果大量上市的季节，可以多吃一些哈密瓜、葡萄、梨。梨是生津止渴最好的水果，平常到了秋天，每天把梨洗干净，切成块，煮梨水喝，还可以加一些百合，是很好的防燥的饮品。中医认为梨是寒性食物，所以我们煮熟了以后就去除了寒性，既不能让寒邪伤人，又祛除了肺燥，是很好的一种食疗方法。

5 处暑时节推荐的药食同源方

处暑时节推荐的食疗药物及方子：

（1）百合

处暑节气药食同源的中药为百合。百合的作用是润肺止咳。有一个例子，在中医门诊中有一位50多岁的女士带着女儿来就诊。她们在诊疗室一落座，大夫望诊了一下，就觉得很惊讶，这个女孩当时26岁，皮肤特别好，脸蛋白里透粉，粉里透红，一点儿其他的杂质都没有，大夫就问了她 3 个问题，大夫怀疑她可能在南方长大，所以问了她第 1 个问题："你是在北方长大的吗？你们家有南方血统吗？"她说："没有，我一直在北京生活，我从来没有离开北京，我们家我父母都是北方人。"但是她的父母的皮肤并不好，因为她母亲是大夫的病人，其父母都是认识的人。第 2 个问题："你吃饭是不是特别注意？"她说："没有。""你吃饭是不是什么都吃？""什么都吃，我最爱吃的是麻辣烫"，按中医讲辛辣食物是可以伤肺的，应该少吃的人皮肤才容易好。第 3 个问题就问她："你皮肤从小到大得过什么水痘、青春痘、痤疮什么的吗？""从来没得过。""那你皮肤为什么这么好？""我也不清楚。"这时候大夫就问了她母亲："你能告诉我你女儿从小在你们家吃得最多的一个食物是什么？"她想了想说："百合，她从 4 岁的时候，看过一个中医，中医说我女儿经常犯咳嗽，多吃百合可以润肺止咳，而且对皮肤特别好。"所以母亲以后就开始用百合辅助治疗，咳嗽好了，她想百合不就是一个食物也没有什么副作用，给她多吃点，所以自此以后每个星期吃一次百合。把鲜的百合洗干净之后搁入一小碗中，加上水，上火去蒸，大概半个小时以后取出来，连蒸出来的水带百合一瓣一瓣地让女儿吃，吃了 22 年了，所以她皮肤非常好。从这个事例中得出两个结论，第 1 百合润肺止咳，它的作用正好适合肺的特性，秋天是燥的季节，多吃百合适合养肺。第 2 百合润肠通便，根据肺与大肠相表里的理论，把大便通畅好了，皮肤就会好。以上两个理论都能解释通这个女孩为什么皮肤这么好，这都得益于百合。需要注意的是容易腹泻的人，吃百合还得适当，因为它有润肠通便的作用。

《中华人民共和国药典》记载百合：养阴润肺，清心安神。用于阴虚燥咳，劳嗽咳血，虚烦惊悸、失眠多梦，精神恍惚。

百合有润肺清心安神的作用，它治疗燥咳虚咳，而处暑以燥和咳为主，所以使用这个药刚好应了这个季节。百合不但养肺，还可以养心安神，这就是百合的神奇之处。用百合做成了一种食疗的蜜，食用即可。

（2）润肺和肝膏

润肺和肝膏：党参25g、生薏薏仁米50g、麦冬40g、橘红20g、桑叶40g，炙枇杷叶40g，包煎，杭芍30g，石斛40g，甘草15g、炒枳壳20g，共以水煎透，去渣，再熬浓汁，少兑炼蜜为膏，每服15g，白开水冲服。

（3）铁皮石斛瑶柱瘦肉汤

铁皮石斛瑶柱瘦肉汤：铁皮石斛、瑶柱、五指毛桃、枣，与瘦肉炖汤。该食疗方健脾生津，养肺止咳。

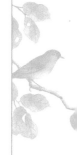

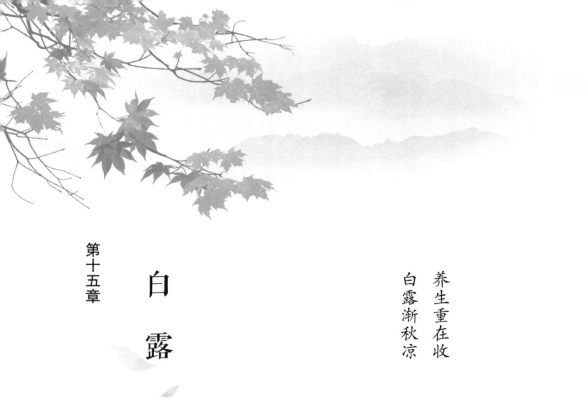

第十五章

白露

白露是二十四节气中的第 15 个节气，也是秋季的第 3 个节气，"蒹葭苍苍，白露为霜"。在这一时节，由于阴气逐渐加重，清晨的露水随之日益加厚，凝结成一层白白的水滴，所以称之为白露。此时早晚温差较大，秋雨绵绵，大雁南飞，人们会明显地感觉到炎热的夏天已经过去，凉爽的秋天已经到来。

1 白露节气详解

夏天的 3 个月，处暑是炎热夏天的结束，而白露是真正的秋凉的开始，是秋季自然界气候的象征，露是白露节气以后的一种自然现象。二十四节气里白露这个名字非常具有诗情画意。《月令七十二候集解》中这样写道："八月节……阴气渐重，露凝而白也。""阴气渐重"说明阳气下降，阴气上升，天气转凉了，真正的秋天来了，所以从这一点来看，白露节气其实让人觉得真正的秋凉已近在眼前。其实白露是一种自然现象，在早晨看到草上的露珠，或者说在树叶上有一些晶莹剔透的一种白颜色的露珠，这是一种特有的自然现象。

2 民俗

民 俗
喝白露茶，吃柿子

白露时有一个民俗叫喝白露茶，白露茶就是在白露节气采摘的茶，这是老南京人的一种习惯，他们认为春天的茶不好喝，夏天的茶树生长缓慢，也比较涩，叫"春茶苦，夏茶涩，要喝茶，秋白露"，就是秋天的白露节气采摘茶最纯正、最香甜。

秋天是个丰收的季节，水果都成熟了，在白露节气不得不提到柿子。白露节气柿子刚成熟，还不到采摘季节，真正采摘时间在10月下旬。柿子取其一个收涩，而我们都知道秋天是一个收的季节，所以柿子可以用于某些疾病的治疗过程中。中医认为柿子具有止血、润肠通便，还有降血压的作用。综上所述，大多数人都适合在这个时候多吃一点柿子。中医讲柿子有降逆止呕的作用。柿饼对脾胃也有一定的好处，柿饼上的白霜叫柿霜，将葡萄糖和蔗糖的水分蒸发以后的凝结物附在柿饼表面，糖分比较高，它有健脾和胃，生津利咽，润肺止咳的作用，所以应该说柿子是秋天具有代表性的一种水果，也是养生食疗中推荐选择的一种食物。

俗话说：**"白露秋分夜，一夜冷一夜。"**白露后，我国大部分地区降水显著减少，气温逐渐转凉，是辞夏迎秋的季节。

3 白露时节常见的健康问题及调养

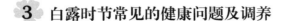

从养生的角度来看，白露节气是个天气转凉的时节，意味着真正的秋天的开始，也是中医讲的秋收冬藏的开始。白露后，我国大部分地方都会由夏热转成秋凉，气温降低，由夏天的夏季风转为冬季风，就是由夏天的热风变成凉风。养生主要要关注季节的变化，而季节的变化往往是人预防疾病需要考虑的因素，养生要随之而适应，这就叫顺应自然。到了白露最常见的疾病有胃肠病和呼吸道疾病。这些疾病其实都跟两个脏有关，一个是肺，一个是脾，中医讲的春养肝、夏养心、秋养肺，整个秋天的六个节气都跟肺有关，这时候又多出了一个脾。中医认为四季对应五脏，差了一个季那就是长夏对应人体的脾，而白露节气接近长夏。脾在人体中管消化吸收，叫"主运化"，所以称其为后天之本，供应人体所需的所有营养，人如果营养不足了，脾的功能肯定不好。《黄帝内经》说胃主受纳，脾主运化。如果想吃饭不敢吃，一吃就堵得肚子胀，那一定是脾的运化功能下降了，导致消化不良，摄入的食物都堆在胃肠之中，感觉胃胀腹胀，这些是脾虚的表现。所以到了白露这个节气，更多地想从临床的一些病例来给大家讲肺跟脾这两脏的疾病。

首先说第1个例子，和肺、脾都有关系，一个男士30多岁，患有腹泻。腹泻多出现在夏天，为什么秋天也会出现呢？前文讲秋季也对应人体的脾。这位患者一天腹泻6~7次，痛苦不堪，体质好的人拉一两天身体也就虚弱不堪了。这位患者精神疲惫，面色苍白，语声低微，眼神黯淡。通过问诊，发现他特别贪凉，30多岁的年龄正当年，阳气也比较旺盛，本身是一个热性实证的体质，因此一年到头他都爱偏凉的食物，夏天他最爱吃冷饮，吃饭基本不吃热的，喝水都是冰水，而且有一个习惯，每天一瓶冰镇啤酒，喝了3个月，到了立秋以后喝得相对少一点，随后到了白露这个节气左右，他发觉再一喝就出现腹泻不止的症状了。很多人可能认为腹泻是吃坏了肚子，吃了不洁的东西。腹泻一定有原因，医学上叫病因，而中医经常说的季节性腹泻，可能就跟饮食不洁等这些原因的相关性不是特别紧密了。因为中医讲天人相应才会诱发季节性发病，所以季节性腹泻不见得是吃了不好的东西。问了患者病史以后，就是因为贪凉导致的。到了白露，饮食应有所改变了，但他没有注意饮食，他认为天气炎热，夏天吃的东西就可以继续吃，这是非常不利于身体健康的。其实中国人的二十四节气讲的就是这个道理，到了什么节气该做的不该做的都应该分得清清楚楚。这位病人是秋凉引起消化道出了问题。号脉发现他的脉象非常弱，沉细无力，辨证：脾胃虚寒，脾失健运。治法：健脾止泻，也就是涩肠止泻。前面说柿子涩肠，这种情况下就可以多吃点柿子。医生给他开了几味药，比如炒白术、茯苓、党参、芡实、泽泻、沙参、藿香，这些药既有健脾益气的作用，又有收涩止泻的作用。回过头来再分析这位患者为什么在白露节气前后出现腹泻的病因，中医认为季节之交，很多人不适应环境的变化，体质好的人适应能力比较强，体质差的人适应能力就差。他虽然体质好，但他寒凉饮食吃得太多，损伤了胃肠，所以季节之交，季节性的饮食习惯要保持一个相对的稳定和均衡的态度，任何食物不能吃得太多，要掌握一个度。中医认为长夏的季节对应人体的脾，而脾管消化吸收，所以脾虚的人往往容易出现腹泻。再说一下"季节性腹泻"，其临床表现为，到了一定季节出现的腹泻不一样，比如夏天的腹泻，常见是感染性腹泻，多为吃了不洁的食物，经现代医学检查，可能有痢疾杆菌，也可能是肠炎，也可能是胃肠炎，更多的是有炎症，这是夏天的腹泻特点。而到了秋季，腹泻更多的是因为夏天寒凉饮食吃得太多，脾胃功能下降，稍微一着凉便腹泻了，而这时候做化验检查，没有痢疾杆菌，也没有炎症的表现，多为单纯性腹泻。夏天的腹泻治疗不能涩肠止泻，要消炎、清热燥湿，而不能随意用止泻的治疗方法，把病毒痢疾杆菌这些致病的因素留在体内，而秋天这个腹泻恰恰就可以用止泻药方来治疗。这位患者的腹泻持续了两天，另外一点是他没有炎症表现，所以得出其病因为脾虚受凉导致的腹泻。到了白露这个节气，患者会出现脾虚性的腹泻，多是因为着凉造成。腹泻跟肺也有关系，因为肺与大肠相表里，在治疗发烧和咳嗽的时候更多的要通大便，冬天的咳嗽，春天的发烧都用通大便的方法帮助治疗咳嗽和发烧。到了秋凉的时候，就不能这样做了，秋天对应人体的肺，肺没养好，寒凉过度也会伤肺。前面讲过形寒饮冷则伤肺，肺的功能下降了，也是加重腹泻的诱因，或者说是一个间接性的原因。所以腹泻更多是由于脾肺气虚、阳气不足导致，治疗时就要考虑腹泻跟其他季节的不同，治疗的方法也有所差异，这就是中医的辨证和整体观念的一种思路。

《黄帝内经》评论饮食不当造成腹泻时讲道："食饮不节，起居不时者，阴受之……则䐜满闭塞，下为飧泻。"飧泻就是腹泻，饮食不当，可以造成腹泻。还有一句话**"饮食自倍，肠胃乃伤"**。食物如果过量会造成肠胃的损伤，比如说前文所述的这位男士夏天吃了 3 个月的冷饮，成倍的增加了寒凉，才造成腹泻发生。

中医认为汗是津液所化身，在人体内为津液，外泄于机表则为汗液，汗的有无多少是体内阴阳是否平衡的表现。除了腹泻，在白露还会有什么疾病出现呢？分享这么一个病例：女孩，20 岁，母亲陪其来看出汗。出汗很常见，可她的出汗比常人多出许多。她家离医院一个小时，出门之前穿了一个棉质的厚袜子，到了诊室已经湿透了，快能拧出水来了。她上大学时一天得最少换 2 双到 3 双袜子。

并且这位患者不仅有出汗的症状，还伴有食欲不振、大便溏、气短乏力，还有睡眠不实等问题，中医辨证：脾肺气虚，卫外不固。治法：益气健脾，补肺固表。"卫外不固"，这个"卫"是保卫的"卫"。关于卫气营血辨证，"卫"是最外边管着汗孔开合的功能，归肺管，因为肺主皮毛。这位患者肺气虚，而肺主一身之气，肺功能下降导致汗液不受约束。中医认为汗是津液所化生，津液来源于后天之本的脾胃的消化吸收。所以说肺是管着汗孔的开合，而脾管着津液的生成，而津液又是汗液转化的一种形式，这么理解就知道脾肺与出汗有直接关系。日常生活中没有一个人不出汗的，出汗的多少跟每个人的体质相关，正常的出汗，日常中每个人都碰得到，一吃辣椒出汗了，一见领导一紧张也出汗了，这些很正常，但是异常出汗的典型事例就是这位病患了。异常出汗有几个方面：中医认为白天出汗叫自汗，是阳气不足，阳虚导致，中医讲白天属阳，晚上属阴。夜里出汗为盗汗，有的人睡着了，开始出汗，有的是头部出汗，有的人浑身出汗，醒即汗止，这叫阴虚导致的出汗。当然还有的人是头部出汗，有的人还会出现鼻子出汗。遇人紧张，见领导或者应聘时，鼻子先出汗了，从中医来说鼻部出汗跟个人的情绪有关系，在临床上发现情绪紧张的人，还有过敏性鼻炎的患者容易鼻部出汗，从这点来说鼻部出汗也从肺治。还有一种症状是半身出汗，半边身出汗，多见于中风的病人，出汗的半边身由于是湿、痰这些致病原因阻塞了经络，经络气血不通，导致这半边身不来汗了，这也不正常。这个女孩手足异常的出汗，西医叫"局限性多汗症"，而中医认为是脾胃功能失调的一种表现，当然要结合其他的症状，中医认为跟肺控制汗液的功能下降有关，还有就是脾胃功能虚弱了。因此给这个女孩开个健脾益气的处方，有浮小麦、麻黄根、炒白术、生黄芪、防风、知母、山药、沙参。临床发现在治疗出汗的过程中，有些患者用药量不足，导致药效差，汗总是止不住。大夫说："好多药我都用，后来我发现处方少了一味黄芪，生黄芪比炙黄芪作用要猛烈一点，它有益气固表止汗的作用。"汗孔的开合功能归肺，中医又讲肺主一身之气，肺的功能不好，导致气虚难以传输津液回心，而汗为心之液，所以也要注意养心。心脏主血脉，血可以养气，也可以载气，所以汗出得正常与否又跟心有关系了，汗为心之液，大汗淋漓，出现心气涣散。所以出汗跟五脏六腑有直接或间接关系，并且关系都非常密切。从这点来说，治疗的时候，不但要益气固表止汗，还要健脾养心，因为汗液的产生跟脾胃的消化功能有直接关系，也跟心摄血功能相关。这个病例告诉我们在治疗过程中，固表止汗是治标，治本应该是补肺气，增加肺的功能，卫外的功能好了，汗就能止了。还有一点需要注意的是，经常出汗的人也容易感冒，所以要固表止汗，可以预防感冒。综上，得出汗症的辨证论治需具体分出汗的时间、部位、程度来得出每个人的治疗方法，体现了中医的整体观念和辨证论治。

讲完了汗症，再说一个咳嗽的病例。因为到了秋天肺主一身之气，所有人都会想到咳嗽是因肺而起，所以不能不讲咳嗽。当然这类咳嗽的病症比较复杂，是疑难杂症。在江苏常州有一个孟河医派，第一大家叫费伯雄，他的孙子叫费绳甫，他曾经治疗了一个特别奇怪的病例。一位女士每天早晨坐在梳妆台就会咳嗽，咳嗽很久，晚上也是，但奇怪的是她在其他的时间段都不咳嗽。这位女士找了很多名医治疗，但都没有效果，费绳甫看医书都是从肺治，给她切脉以后，诊断出是由胃阴不足造成的咳嗽。针对咳嗽，从胃治就是它奇的特点，是一种比较特殊的治法。《黄帝内经》讲道："**五脏六腑皆令人咳，非独肺也。**"针对这位患者胃阴不足的症状特点，他开了七味药：玉竹、北沙参、石斛、麦冬、白芍、甘草及莲子，绝大部分药物都是用来养胃阴的，也有养肺阴的药物，如石斛，因为他考虑到这个季节的秋燥灼人，所以说养阴是没有错的。这 7 味药吃了不到 20 服，这个病便痊愈了。中医治疗注重补其不足，泻其有余，所以治疗方法要在综合考量、辨证论治的基础上来施行。

4 白露时节的养生要点

> 改变饮食护肠胃，收涩健脾保卫气，秋天食补防乱补。

从夏长到秋收，既是农作物的生长过程，也是自然界阴阳的变化过程，人体阴阳也应随之由"长"到"收"。白露，我们养生应该注意"收"。到了白露，季节已经从夏热转成秋凉，治疗的过程更多体现了一个收、涩的特点，涩也是收，收也是涩，我们要收敛肺气，在日常生活中改变饮食习惯和生活习惯。白露代表着阳气逐渐下降，阴气上升，而肺气不足的人在这个季节就很容易发病，所以养生要做到以下 3 点：

第一，改变饮食护肠胃。在饮食习惯上如果夏天贪凉过度，到了秋天就要适当收敛，凉的要收，热的要增。依据有以下内容：夏天 3 个月消耗大于补充，影响了胃肠，因为夏天白天时间长，晚上时间短，睡眠不足。因为苦夏，饮食凑合，造成营养不足。还有在夏季时很多人工作时间比较长，消耗大于补充，容易导致胃肠疾病。再加上营养补充不足，功能下降。刚才说夏天人们都爱凑合，点外卖，懒得做饭，有些人记得中医说过夏季不能吃肥甘厚味，就吃点清淡的食物，却忘记了营养均衡，事实上夏天也应该吃点肉。因此造成了脾胃的功能下降，再加上寒凉饮食吃得过多，脾胃受伤，容易出现腹泻，腹泻后营养严重流失，导致体虚孱弱。这里需要强调

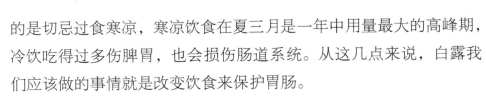

的是切忌过食寒凉，寒凉饮食在夏三月是一年中用量最大的高峰期，冷饮吃得过多伤脾胃，也会损伤肠道系统。从这几点来说，白露我们应该做的事情就是改变饮食来保护胃肠。

第二，收涩健脾保卫气。卫气这个"卫"是保卫的"卫"，是人体的表面的一个防御体系。具体的做法是敛汗固表，这是中医的一个术语，实际是提高肺固表止汗的功能，固表还可以预防感冒。很多人一出汗，受风就易着凉、发烧、感冒，这些是最常见的，所以我们要适当注意，保护我们的体表，要从补肺做起。另外要收涩止泻，从胃肠角度，对于经常腹泻的、大便偏稀又没有炎症的，用收涩止泻的方法，比如山药、莲子、芡实、薏米这些煮成粥食用，能达到收涩止泻的食疗效果，当然涩肠止泻的治疗方法有其特定治疗原则，这里就不展开做过多赘述了。

第三，秋天食补防乱补。这是秋天白露时养生的一个重要法则。因为很多人到了秋天，觉得夏天的 3 个月没有很好地补足营养，身体虚弱，就贸然开始进补了，但补也讲究正确的方法。秋天食补时要多吃酸的，少吃辛味的食物。多吃酸的是因为酸有收的作用，而辛有散的作用，所以生葱、生姜、生蒜到了白露适当少吃了。从这点来说，到了白露节气，关于营养的补充需要注意的事项有：一是防止乱补，不随波逐流，人云亦云，别人一说好你就吃，这是不对的，每个人体质不一样；二是防止补过量，补得过量也不对，天天 3 顿离不开肉，容易导致阳亢上火；三是防止以药代食。很多人经常问我们平常该多吃点什么药食同源的东西，这需要根据个人的体质而定。患有器质性疾病的人如果这时候吃中药食补可能就是非常次要的，如果没病，吃点食补也是可以的。

5 白露时节推荐的药食同源方

白露时节推荐的食疗药物及方子：

（1）芡实

芡实，又叫鸡头米，《本草纲目》中这样写道：**"主治湿痹、腰脊膝痛，补中除暴疾，益精气，强志，令耳目聪明，久服轻身不饥，耐老神仙。"**这是本草纲目中的论述，芡实实际上对肾和脾这两脏起到了很好的作用，它更多是以收涩的作用来治疗疾病，是很好的一味药食同源的中药。

（2）芡实莲子粥

芡实莲子粥，这是推荐的一种食疗方。莲子健脾，芡实益肾、健脾、固色，两味加起来可以补肾和脾，肾为先天之本，脾为后天之本，所以先后天都补。从这点来说，这是一个药食同源且具有固肾健脾的食疗方。

（3）元肉红豆银耳汤

元肉红豆银耳汤：银耳、龙眼肉、红豆、玉竹、枣、陈皮。可以补气健脾，养心安神。

（4）葛根黄芩黄连汤

葛根 6 克，黄连、黄芩各 3 克，甘草 2 克，以水煎服。针对腹痛腹泻有疗效。

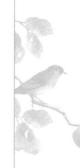

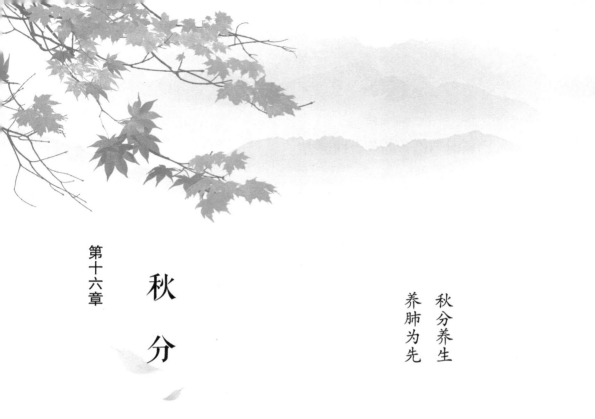

第十六章

秋分

秋分养生
养肺为先

秋分是二十四节气中的第 16 个节气，也是秋季的第 4 个节气，从这一天起，阳光直射的位置由赤道向南半球推移，北半球开始昼短夜长。立秋是秋季的开始，霜降是秋季的结束，而秋分正好是处在立秋到霜降这 90 天的中间。在这一时节，我国大部分地区已经进入凉爽的秋季，凉风习习，碧空万里，风和日丽，秋高气爽，可以说是个十分美好且宜人的时节，但是此时我们依然要预防秋燥的产生。

1 秋分节气详解

大家一提秋分，一定想到春分，秋分是我国最早将其定为节气的 4 个之一，是秋天一半的意思。《月令七十二候集解》中这样写到：**"八月中，解见春分"**。其实跟春分的解释是一样的，也就是说秋分这一天，白天跟晚上是等分的，而过了秋分，白天的时间一天一天在缩短，晚上的时间逐渐延长。自然界在变化，我们人也要随之相适应。到了秋天，一共 3 个月 90 天，而秋分恰恰是在 90 天的一半，也就是第 45 天的时候来到了秋分。秋天过了一半，也是秋天的第 4 个节气，秋凉已经逐渐形成，从白露的秋凉到秋分，天气"更"凉，早晚温差越来越大。

2 民俗

民 俗

中秋节

秋天的民俗有祭月节。秋分是传统的祭月节，但是后来人们发现祭月在秋分这个节气很难形成固定的模式，也就是不在同一天，今年秋分是这个日子，明年又是那个日子，造成祭月活动难以举办，后来祭月就逐渐演变成中秋节了。从祭月民俗来看，每个地区可能有一定的差异性，而到了秋季，最重要的一个节日就是中秋节了，而中秋节在每年的日期可能也在变化。中秋节是中国的四大节日之一，全世界的华人都非常重视这个团圆节。中秋节最主要的内容有赏月、拜月，还有吃月饼、赏桂花、喝桂花酒，每个地区的民俗可能有一定的差异性，但是吃月饼往往是海内外及南北方共同的一个特点。从中医的角度讲，还是要从健康的角度去度这个中秋节。对于比较甜的月饼，血糖偏高的人，还有糖尿病的病人，就不吃或者少吃；再者有肾脏疾病的人应该食用低盐的饮食，而有的月饼是咸月饼，可以不吃或者少吃，总之我们每个人要根据自己身体的情况和健康的状况来选择合理的生活方式。吃月饼，只是一种民俗形式，不要为了过节而损害了健康，否则就得不偿失了。

说完了民俗，秋天的每个时节都要推荐一个水果，这里给大家讲的是梨。梨是百果之宗，含水量非常高，在全世界范围内，大家都吃梨，梨的品种多样，含水量也相对不同。中医认为梨有止咳、润肺、凉心、消炎降火、解毒、祛痰的作用，所以说梨具有食疗作用，养生的价值非常高，应季的水果对身体是非常有好处的。秋天正好秋高气爽，多风少雨，气候干燥，用梨来补充人体的水分，可以润肺止咳，抗御干燥，所以说秋天的梨是非常好的一种食疗材料。而且梨对于维持身体细胞的健康状况、帮助器官的排毒、净化肌体、软化血管都有一定的作用。但是在吃梨的过程中应该咀嚼得充分一些，这样不至于伤胃，因为它毕竟偏凉，不太好消化。所以胃肠功能不好的人最好是饭后吃，不要空腹吃，而且要充分地咀嚼，这样既能充分地吸收梨的营养成分，也不至于造成身体和胃的伤害。总结起来梨其实有 3 大功效：第一清热镇静，第 2 化痰止咳，第 3 润肠通便。所以大便稀的人就尽量少吃。

3　秋分时节常见的健康问题及调养

秋分时节，恰好处在秋季的 6 个节气中间，是秋季由燥热变为寒凉的转折点，中医认为燥即为正常的自然界六气之一，又为外感病因中的六淫之一，称为"燥邪"，秋天对应人体的是肺脏，因此秋燥最易伤肺。我们讲过心火、肝火，还有胃火，平时心火看的是舌苔、舌头；肝火看的是眼睛，肝火上眼，眼睛发红；胃火看的是牙齿，牙疼中多见胃火是；而肺火是看咽喉，即老百姓说的嗓子疼。

到这时候我们要讲肺火。其实在《黄帝内经》中没有肺火这个词，更多的是肺热，肺热跟肺火其实有相似之处。我个人认为，火是热之极，热是火之见，只是程度不同。所以当肺热到一定程度就可能出现肺火，当肺火通过治疗下降了以后，可能逐渐又到了肺热的阶段，所以程度不同，区别了肺火跟肺热。肺火也有虚火和实火之分。在临床上也可以见到这样的病例，《黄帝内经》最早见到肺热这个词的时候是在《素问·刺热篇》：**"肺热病者，先渐然厥，起毫毛，恶风寒，舌上黄身热，热争则咳喘，痛走胸膺背，不得大息"**，这说明当一个人身上觉得热的时候，舌苔是黄的，还有恶风寒，怕风怕冷，这种情况更多的是内热外感的一种表现。临床上可以见到肺热造成的疾病多是呼吸系统疾病。肺火的主要表现是干咳无痰、痰中带血、自汗、盗汗、咽痛声哑，这几个症状是比较明显的肺火表现。肺热盛极化火，则为实火，肺阴虚而生火，则为虚火。但在临床上关于如何区分这种虚火跟实火，用下边的病例来解读。

一个8岁的女孩，她只有一个症状，嗓子疼。一看咽喉发肿，按现在西医的说法是扁桃体肿大，而且有一个小脓点，现代医学诊断为急性扁桃腺炎，中医认为这是肺火。而她还伴有口渴，思冷饮的症状，就是想喝凉的，大便干燥，咳嗽有少量的黄痰，中医辨证：肺热外感，咽喉不利。治法：清热宣肺，止咳利咽。方药：苏子、酒芩、桑皮、半夏、射干、百部、元参、苦杏仁、浙贝母、麦冬。这位病人实则是实火导致的咽喉肿痛。她一开始有发烧，后来发烧症状消失。而这些症状丝毫没影响这小孩的淘气，她好奇心强且多动，在诊室里一会儿都不得安静。她体质比较好，所以先有内热，后有外感，基于这些考量，使用的药剂中加了一味清热泻火的黄芩。中医中有"三黄"黄芩、黄连、黄柏。中医在治疗疾病的过程中，辨证既有阴阳的辨证，卫气营血的辨证，还有三焦的辨证。上中下三焦，按部位分，上焦是心、肺，中焦是脾、胃，下焦是肾、膀胱，所以三黄治疗疾病一定是分部位，上焦心肺的疾病，多用黄芩，中焦脾胃一般用的是黄连，下焦用的是黄柏，这3味药多用来清热燥湿，可以祛除这些内火，但每个大夫流派也不同，理解可能也有偏差。黄芩经常使用酒来炮制，是因为酒制可以缓和黄芩的苦寒，尤其是小孩在使用时需要保护"胃气"和"正气"，"胃气"指胃肠的"胃"，因为中药对胃不能有强烈刺激，所以临床上使用的中药多经过加工炮制，经加工炮制的中药用于小孩既可以治疗疾病，又不能损伤正气，也不会留有后遗症，这就是中医治疗的整体观念，这种思路在治疗疾病中是常用的。这些用于清热利咽的药，比如说用于小孩咳嗽的桔梗，既可宣肺止咳、利咽，又可以载药上行，中医认为有些药可以将药效直达病所，所以咽喉的病可以通过桔梗来把药引入嗓子来治疗。下焦的引经药是牛七。所以中医的治疗部位不一样，用药也不一样。对这个小孩用了清上焦火的黄芩，又因为小孩脏腑娇嫩，行气未充，所以用酒制的黄芪。嗓子的疾病，引药上行时用桔梗，这就是中医用药的一种特点。小孩的外感性疾病大部分以实火为主，虚火很少，且多具有发病急、传变快、易康复的特点，所以在就诊过程很多小孩对中医生而言是一种考验，再加上小孩叙述病情往往不太准确，更小的小孩连说话都不可能，所以完全凭医生的望闻问切的经验和小孩双亲的间接叙述来解决小孩的日常疾病。这个女孩是由实火，肺火造成，以急性扁桃腺炎为主，伴有咳嗽，所以在治疗过程中考虑这几点，疾病辨证就比较准确了。通过这个病例让我们了解到秋天常见的咳嗽有的是因为肺气不宣，从肺导致的咳嗽，有的是从胃导致的，还有就是从嗓子论治咳嗽。所以在治疗的过程中，很多咳嗽不见得是肺气不宣，有的是咽喉不利，由于嗓子痒而咳嗽，这种咳嗽逐年增多。总结以上咳嗽的治疗方法为以下3点：一种因为肺，从本脏治疗咳嗽；一种由于其他脏腑引起了咳嗽；还有一种因为嗓子的实火、肺热来治疗咳嗽和嗓子疼，这例就是一个典型的代表。

秋季由热转寒，是由阳盛逐渐转变为阴盛的过渡时期，由于气候干燥，水分不足，很多人都容易上火，而在这一时节表现最多的便是肺火，中医认为肺火也有虚火和实火之分，肺热盛极化火则为实火，肺阴虚而生活则为虚火。那虚火的病例，在临床上也常见。第2个病例：一位50多岁男士治咳嗽，患者咳嗽日久，从春天一直到了秋分了还没好，他也有晚上咳嗽的特点，入夜、半夜咳嗽，第2天早上醒来，就会咳嗽很久。中医认为夜间的咳嗽应从卫气营血辨证，到了血分和营分，病程已经超过半年，像这种咳嗽的时间长了，多发展为干咳无痰，因为急性期已经过了，并且绝大多数出现了呼吸道疾病。在这里要强调白天咳嗽和晚上咳嗽是不一样的。白天咳嗽往往是感冒的初期和支气管炎的初期；晚上咳嗽已经是中后期咳嗽，白天咳嗽最少在一个星期以后可能发展为晚上咳嗽。早晨起来就咳嗽的病人，大部分可能都咳嗽一个月以上了。中医的特色在于根据咳嗽的时间，有痰无痰来辨证施药。回到这个病例，他是早晨和夜间咳嗽，判断是阴虚咳嗽，辨证：阴虚肺热，正气不足。治法：滋阴清热，益气宣肺。滋阴放在第1位，清热放在第2位，益气放在第3位，而宣肺放到最后；宣肺是在刚咳嗽时或者在冬天咳嗽时往往放在第1位。用药：苏子、酒芩、麦冬、沙参、太子参、百部、生地、杏仁、紫苑、冬花、元参，施药特点：重用养阴药，比如麦冬、沙参、生地，生地具有清热凉血、滋阴的作用，基于患者呛咳时气体还比较足，到了早晨时轻轻地咳嗽，这是阳气不足的症状，还用了太子参。所以在这个方子里，通过辨证，热象已经不是很重了，所以清热药一味酒黄芩就够了。从这点来看，咳嗽要分季节、时间、有痰无痰，很多情况下还要分每个人的体质的差异性等，这样才能够完全掌握它的施药法则以及预防方法，只有这样才能保证呼吸道即中医的肺的健康。

虚火的燥咳，是干咳、没有痰，也会出现口渴，因为有热就有口渴。而口渴喜欢喝冷饮和喜欢喝热饮又有不同，喜欢喝冷饮，一定还有内热，喜欢喝热饮，内热就不重，这些都是辨证论治的依据。这种咳嗽可以喝川贝枇杷露、秋梨膏，这些成药也完全可以治疗比较轻的这种秋天的阴虚咳嗽。

肺火有实火和虚火之分，有阴虚的咳嗽，有肺热的咳嗽，但是肺火表现的未必只有咳嗽。有这么一个病例：一个6岁的男孩，鼻衄。中医讲热迫血行，它也是肺火的一种表现。这名患儿舌苔泛黄，流鼻血是入了秋以后就开始出现，到了秋分的时候逐渐加重，来看病的时候，秋分过了2天了，1个星期流鼻血3次；经西医学检查，其初凝血时间、血小板都很正常。也就是说这位患者的症状表现完全符合中医讲的肺火表现。其实这个小孩生活中的特点就是爱吃肉、不吃菜，这种小孩的体质多偏热。偏热的体质容易上火，到了秋天容易发生流鼻血这种情况。秋天对应人体的肺，秋天有一个最大的特点就是气候干燥，尤其在北方，相对而言，南方流鼻血的患者人群少很多；南方一年降水量比北方要高很多，所以往往秋燥的特点不明显。而北方不一样，小河小沟的水基本都干枯了，一年的降雨总量比南方少很多，到了秋天更加干燥。再加上这小孩又爱吃肉、爱吃热性食物，不吃蔬菜水果，大便偏干燥，热量排不出体外，再加上秋分的秋燥，这些原因共同作用就导致产生了肺火，进而促使患者出现鼻衄的表现。辨证为肺胃蕴热，胃其实也有热，肺的热是外来的，是气候节气造成的，而内生的胃热多由饮食造成。治法：清热泻火，凉血止血。用药：薄荷辛凉解表的，还有酒黄芩、百部、炒栀子、牡丹皮、生地、茅根、仙鹤草、焦三仙。其用药有3个特点，一、清热凉血，既然热迫血行，用凉的方法让它安静下来，鼻衄就少了。二、重用清三焦之火的栀子。《珍珠囊补遗药性赋》中说道："**栀子凉心肾，鼻衄最宜**""栀子凉心肾"，对于心火也有作用，也可以清肾火，但是鼻衄最宜，对于流鼻血的治疗效果最好，所以只要有小孩流鼻血，中医大夫就经常用栀子。但是栀子确实有不良反应，有30%的人会出现腹泻症状，所以栀子也可用于大便干燥的治疗；另外，10%～20%的人服用栀子会出现肚子疼，这都要跟病人交代清楚。三、使用辛凉解表的薄荷，薄荷辛凉，能够防止火过旺。针对肺火偏胜的病因，在用了两味药栀子和酒芩的基础上加用了凉血和辛凉解表的薄荷，肺火自然会清，鼻衄也会止住。

这就是肺火和肺热在临床上能够见到的一些常见病和症状，以上3个例子说明了季节的不同，发病也不尽相同，中医认为秋天对应人体的肺，而肺主管的部位发病最为常见，如肺热和肺火，是秋分这个季节比较常见的导致疾病的病因。中医认为导致疾病的原因，一个是内生，一个是外来，这跟自然界气候的异常有关，外来的分为风、寒、暑、湿、燥、火，春天防风邪，夏天防暑湿，而秋天防的就是燥跟火，冬天要防寒气，而这里讲的这3个病例都跟燥和火有直接关系，在临床上都是常见的病，常见的症状，只要我们注意预防，就可以将肺火肺热扼杀在萌芽之中。

4 秋分时节的养生要点

> 心态良好防上火，饮食管理清肺火，食疗养生来消火。

秋分时节，天气干燥，昼热夜凉，寒热多变，易伤风感冒，旧病也易复发，所以民间也有"多事之秋"的说法。作为昼夜时间相等的节气，人们在养生中也应该遵循阴阳平衡的规律。肃杀之气的秋天，尤其过了白露秋凉又来了，燥跟火还没去，所以我们要防秋凉和清肺火肺热同时进行，这是养生最主要的关键环节。

第一，心态良好防上火。说到心态，有一个词叫着急上火，当然夏天着急容易上心火，到了秋天要防肺火，就要保持内心的宁静，不要把自己挤压得特别紧张，工作安排得特别紧凑，学习工作既兼顾，又要做到完美。所以这种情况下到了秋天，要注意多饮水等预防措施，否则肯定容易上肺火。保持良好的心态，尽量不要存在急火焚心的事情，这就是很好的防肺火的措施。经常看到有的人工作忙得连水都喝不了，到了秋天工作安排得又很紧张，又不能直接补充水分，补充自己的身体所需，就很容易上火。

第二，饮食管理清肺火。民以食为天，心火、肺火很多疾病其实都跟饮食有关。其实饮食不仅跟脾胃有关，跟全身五脏六腑都有关，前文所述的病例中患儿实火就是由于其平常根本不吃蔬菜，只吃肉。所以在这个季节我们要清肺火，就得多吃含水量高的一些蔬菜，包括冬瓜、丝瓜、西红柿、黄瓜、大白菜，这些东西在秋分要多吃一点，这样既补充了人体的水分，又可以通过利尿通便的方法带走热量。人带走热量多为 3 个方式，第一是汗腺，第二是小便，第三是大便。所以多吃一些蔬菜，通大便，肺与大肠相表里，内热从大便中排出，可以预防很多疾病，比如感冒，尤其是小孩的感冒，是先有内热后外感，而内热产生一定会导致大便干燥，所以通大便可防止内热产生。小便可以带走热量，所以应多吃含水量高的蔬菜水果或者多饮水。并且在这个情况下，建议少吃一些辛辣的食物，比如辣椒、肉食，这些辛辣的食物容易导致上火，想吃可以配着蔬菜，不要单吃肉，可以防肺火。还有饮食上多吃一些比如胡萝卜、山药、藕等，这些都是可以防治内热产生的食物，而通过饮食来清初期的肺火是非常好的一种方法。

第三，食疗养生来消火。对于已经上火的患者来说，轻度的肺火可以通过多喝水，多吃蔬菜来解决。但是如果说肺火已经比较明显了，可用雪梨百合饮，梨为百果之宗，含水量非常高，性质偏寒，有清热、泻火、利尿的功效，所以可以将体内的热量带走。如上文所述可以通过汗腺、小便、大便来带走热量，多吃梨可以增加小便，将热量随尿液排泄出去。当然它还有润肠通便的作用，再加润肺止咳的百合，其润肺作用，非常适合这个节气。秋养肺，肺喜润恶燥；梨润肺，百合润肺，但是这道食疗对大便稀的人还是尽量少用。中医讲因人而异，辨证施膳，中医认为这些食疗做好了，就可以预防秋分的肺火。

5 秋分时节推荐的药食同源方

秋分时节推荐的食疗药物及方子：

（1）鱼腥草

秋分药食同源的中药为鱼腥草。鱼腥草又叫折耳根，在餐桌上经常凉拌折耳根，鱼腥草治疗肺部疾患特别好，比如说支气管炎、肺炎，它有很好的清热解毒的功效，还可以利尿除湿、消肿疗疮，这些作用都是在临床上非常常用的。

《中华人民共和国药典》记载鱼腥草性味与归经：辛，微寒。功能与主治：清热解毒，消痈排脓，利尿通淋。

所以对于内热重、肺热重的患者可以起到清热解毒的作用，它可以预防和治疗肺部的疾患，尤其呼吸道的疾患，而且还有消痈排脓的作用，有的人长了痈，里面多含有脓液，用鱼腥草治疗也可以达到很好的治疗作用。另外它还可利尿通淋，通过小便排出内热，

尤其是肺热。它有一种特殊的味道，有些人好像不太适应，但是实际它的食疗价值非常高。

推荐的食疗是凉拌鱼腥草，它可以提高人体的免疫功能，有抗病毒、利尿、消火解毒及止咳作用。

（2）淮山百合陈皮汤

淮山百合陈皮汤组成：山药、百合、陈皮、枣、莲藕。养肺健脾，补气滋润。

（3）豆腐石膏汤

豆腐石膏汤配方：生石膏 50 克，豆腐 200 克。做法：加水 500 毫升，煮 1 小时，用少许食盐调味，饮汤，随意吃豆腐。服法：每日 1 次，10 日为 1 个疗程。功效：治鼻血。

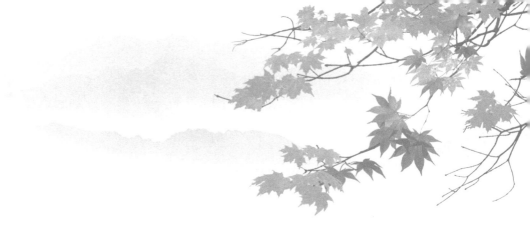

第十七章

寒露

寒露是二十四节气的第 17 个节气，也是秋季的第 5 个节气。寒露是一个反映气候变化特征的节气，寒露节气后，日照减少，热气慢慢退去，寒气渐生，昼夜的温差较大，早晚略感丝丝寒意。从气候特点上看，寒露时节，南方秋意渐浓，气爽风凉，少雨干燥。北方广大地区已从深秋进入或即将进入冬季，天气转冷容易诱发多种疾病。

1 寒露节气详解

到了寒露秋天就要进入尾声了。从字面上理解这个寒露，那就是天气逐渐转凉了。《月令七十二候集解》中这样写道：**"九月节，露气寒冷，将凝结也。"** 意思是早晨的露水在白露的时候已经出现了，到了寒露水的温度进一步下降，有一种寒冷、刺骨的感觉，这也是寒露的特点。

2 民俗

吃螃蟹

寒露节气时，有一项流传至今的民俗习惯——吃螃蟹。很多人都爱吃大闸蟹，中医认为大闸蟹偏寒，有滋补肝阴的作用，还有补肾的作用，当然这种作用都非常微小，且还有利血的作用。在这个季节大闸蟹的营养比较丰富，人们也非常喜欢。但是在这里有 3 点要注意：第一，大闸蟹或者其他的螃蟹都是偏寒的，如果你是体质偏寒的人，或者说脾胃虚寒的人，那应该尽量少吃。第二，如果经常出现腹泻，胃肠已经有病的人，这时候建议不吃。再者有皮肤疾病的人，比如说湿疹、荨麻疹、过敏体质的人，那尽量不要吃。第三，对于健康人一定要用姜末搁在醋里，蘸着姜末吃。因为中医认为螃蟹偏寒，而生姜有温中散寒的作用，可以解鱼虾之毒，所以基于这 2 个作用，在吃螃蟹的时候，我们多吃点姜，既解了馋，又防止了寒性的食物对脾胃的损伤。

秋天是水果最为丰盛的季节，很多水果上市了，其中有一个水果人们接触最多，食用量也比较大，那就是橘子。橘子营养非常丰富，它含有胡萝卜素、维生素 C，营养丰富，中医认为它有润肺止渴的作用。但是在这里，就要分开说橘子了。因为橘子浑身都是宝，按中医的说法，橘子浑身都是药。橘子有润肺的作用。橘子皮，开处方时叫陈皮，它有健脾和胃、醒脾开胃、燥湿化痰的作用，在治疗咳嗽呼吸道疾病的时候经常用。在靠近橘子的中间，里面的白丝叫橘络，其有通络化痰、顺气活血、通络的作用，用于治疗咳嗽痰多，对于咳嗽时间比较久，又觉得痰比较深的，中医经常也可以用它。最后是橘核。经常很多人吃橘子肯定把橘核都吐了，其实橘核也是一味中药，它有散结理气止疼的作用。在临床上很多咳嗽的人，尽量要少吃橘子，虽然橘子皮、橘络都可以有止咳祛痰的作用，但是橘肉吃多了容易上火，健康人吃了有润肺的作用，而真正已经患了感冒发烧咳嗽的人，还是尽量不吃或少吃橘子。

3 寒露时节常见的健康问题及调养

俗话说：**"寒露寒露，遍地冷露"**，寒露节气的到来预示着天气逐渐转凉，甚至明显出现秋霜，它也是二十四节气中最先提到寒字的节气，在北方这一节气预示着秋天即将结束，冬天将要来临。这个节气是秋天的第 5 个节气，我们应该预防季节病。其实季节病对中医来说很重要，每个季节发病情况不一样，寒露是在二十四节气中出现寒字的第 1 个节气，所以这个节气代表天气逐渐转凉，寒冷的季节将要来了。在这个季节，虽然菊花盛开，白天气温还很高，但是早晚的降温比较明显。中医认为秋天对应人体的肺，北方气候比较干燥，南方虽然还有降雨，但是降雨量比夏天的 3 个月少了许多，所以秋天这个季节的季节病，我们更多的要考虑胃肠病、皮肤病、呼吸道疾病，这也是寒露时节，我们要注意的。

我们先解说一下皮肤病，有这么一个病例：一个 50 岁的女士，她原来就患有湿疹，还有甲亢，但是这次她重点需要诊疗的疾病不是这些，而是手和脚的皲裂，其症状非常严重，有的地方都渗出了血，她说在家稍微一不注意，手部一用力，裂开的部位，鲜血能流出来，疼的特别厉害。而因为夏天降雨量比较高，它这些部位表现为是湿疹，而到了秋天立秋以后，这手就逐渐干燥，变成了皲裂。她这些有皲裂的部位皮肤角质层都是比较厚的，摸着比较硬。而且这位患者还伴有厌食、食欲不振、腹胀、口唇发干、皮肤也干，中医辨证：脾虚肺热，湿热内蕴。治疗：清热利湿，健脾润肺。这种情况下更多地从脾和肺治，脾是管运化水湿的，如果脾的功能不好，内湿就容易产生，所以这位患者有内湿的体质。夏天以湿疹为主，而到了秋天以干燥为主，中医认为导致疾病的原因是外邪，春天防风邪，夏天防暑湿，到了秋天防燥跟火；秋天的湿气比夏天相对要低，而燥邪跟火邪相对是致病的原因，所以这位患者的皮肤由潮湿变成了干燥。根据以上辨证，用了沙参、麦冬、炒白术、生地、地肤子、白鲜皮、苍术及黄连，全方用药清热燥湿、健脾，还有滋润皮肤的作用，另外加了百合来润肺，因为燥湿药用得过多，反而会适得其反，这跟夏天用药不一样，季节病用药也要考虑季节性，在临床上叫季节性用药，这是中医针对季节病的辨证思维的一种特点。综上，中医讲天人相应，自然界不同的季节发病不一样，在辨证论治过程中也是不一样的。该病人吃了一段时间的药，2周以后，皮肤干燥的程度减轻了，出血的部位也逐渐减少了，这时候就增加了增强免疫力的药，比如说黄芪。因为冬天马上就要来临了，增强皮肤的抗病能力，减少呼吸道疾病的高发，黄芪是有一定作用的。当然从这一点说明了秋天的燥邪，不得不考虑其对皮肤的影响。现代医学认为手足皲裂是各种原因引起的，手足部皮肤干燥和裂纹带有疼痛，严重的可以影响到日常的生活。而从这个病例来说，更多是强调她的皲裂实际上是在湿疹的基础上发展而来，当然这2种皮肤病可以独立存在，但是由于季节的变化而产生了不同的表现。《黄帝内经》中论述季节性发病时说："**春气在经脉，夏气在孙络，长夏气**

在肌肉，秋气在皮肤，冬气在骨髓中"，这5句话代表了《黄帝内经》对于疾病发生的部位有不同的论述，即春天的气血是在经脉，而夏天的气血是在孙络，而长夏的气血是在肌肉，而秋季的气血是在皮肤，这代表了到了秋天外邪侵犯疾病的部位，以皮肤为主。

说完了皮肤病，再说说这个季节其他的高发季节病，例如有一个病，可以说快人人皆知了，叫秋季腹泻。有这么一个病例：一个8个月大的小男孩，母亲抱着他来诊疗，她说："我们的儿子已经腹泻一周了，一天七八次，最近两天服了一些药好一些了，但一天也腹泻四五次，小孩精神都不振了，哭的时候眼泪都少一些"。中医讲腹泻跟脾虚有关，跟季节也有关，还会伴有食欲不振，大便黏腻不爽，偶尔是会出现水泻，这种情况下，中医认为是脾虚湿热造成的。所以辨证是湿热内蕴，兼有脾虚，用一些健脾利湿、清热、止泻的中药即可达到药到病除的目的，大夫给开了炒白术、党参、炒黄柏，因为小孩用黄连太苦了，所以一般大夫会用炒黄柏，还加上少量马齿苋清利湿热，以及燥湿的车前子，利小便而实大便的泽泻，因为把水分从小便中排出，大便水分自然就减少了，水分减少了，那种水泻的症状就会减轻；中医有一个著名的理论或治则叫利小便、实大便，使大便干燥一些。这位病人吃了7服药，基本就痊愈了。当然这不完全是中药的作用。秋季腹泻在现代医学多是轮状病毒引起的，它具有全球性、季节性、流行性以及自限性的特点。这也是前文为什么提及不能说完全是吃中药止住腹泻，因为腹泻它本身有一个自限性，所以很多秋季腹泻，如果不是严重的不需要治疗，可能过几天也会自主痊愈，只要饮食得当、护理专业，可能腹泻自然就好了。另外一个病因是因为婴幼儿消化系统发育不成熟，酶的活性较差，所以往往由于饮食不当，就可能造成这种消化不良的腹泻，或者出现秋季腹泻。而中医认为儿童脾常不足、脏腑娇嫩、形气未充，脾胃发育还不健全，尤其到了寒露节气，早晚温差大，稍微一不注意，小孩就容易着凉感冒，还容易出现这种腹泻。值得注意的是在寒露季节，这个病是比较高发的，它有一个季节发病的特点。

中医认为自然环境的变化与人体发病密切相关，这就是天人相应，春生夏长，秋收冬藏，在不同季节易发生的疾病并不相同。再说一个季节病，过敏性鼻炎。说到鼻炎，大家想到的是其在春季高发，这也没错。其实现在的鼻炎季节性已经不明显了，春季是高发，但是有的人一年四季鼻炎都频繁发作，还有的人到了夏季才复发，当然从过敏性鼻炎的临床病例数据来看秋季是跟春季一样是高发的季节。有这么一个病例：一位患者，35 岁，患有过敏性鼻炎，他春季发作的情况比较少，一到秋季就复发了，而他的鼻炎表现是流鼻涕、打喷嚏、鼻子堵，每天早晨这些症状发作较明显，这种情况下还伴有轻度的咳嗽、鼻子痒、眼睛干痒，所以在上班的时候他习惯性揉眼揉鼻子，很难专心致志的工作，他从事 IT 行业，看着电脑，一会儿打喷嚏，一会儿流鼻涕，一会儿揉眼睛，这种症状早晨最严重，到了中午基本都缓解了。

经西医学诊断病证也很明确，为过敏性鼻炎。中医辨证：阴虚肺热，卫外不固。治法：养阴清热，益气固表。用药：提高抵抗力的生黄芪、酒黄芩、辛夷、苍耳子、白芷、细辛，其中细辛通鼻窍，鼻塞的人用细辛跟苍耳子的效果比较好；还有百部、前胡、元参、款冬花，当然最主要还加了一味生石膏。这位患者体质较好，但是舌苔是偏黄偏腻的，说明肺热比较重，并伴有胃热，吃了七服药，症状稍微缓解，治疗了将近一个月，这个症状才完全消失。当然这不意味着第 2 年他就不发生这种过敏性鼻炎了，大夫叮嘱他说："在你知道自己季节性发病很明显的时候，就不要等发病后再治疗，进入立秋以后就要开始治疗吃药了。"中医讲疾病要以预防为主，提前准备对于过敏性鼻炎的复发应该有抑制作用，所以这一点他能够做好，那来年鼻炎发生的概率就会大大降低。

过敏性鼻炎又叫变性鼻炎，是一种基因与环境相互作用而引发的多种因素的疾病，最常见的 4 个症状为鼻痒、喷嚏、流鼻涕、鼻塞（中医叫鼻鼽），其多是由于脏腑虚损，卫外不固造成的，所以提高抵抗力，提高耐寒能力，加强体育锻炼，对于预防鼻炎有一定的好处。过敏性鼻炎在秋季也是高发的季节，在治疗过程中，要考虑秋天跟春天的不同。春天过敏性鼻炎比较多见，是因为风邪，花粉过敏造成的。而到了秋天，秋高气爽，多风少雨，气候干燥，尤其北方秋燥的特点是比较明显的，所以秋天它是燥邪跟风邪同时致病，可能症状比春天更加严重。所以在春天治疗以疏风、固表、宣肺、通窍治疗为主，而到了秋天一定要加一些润肺的药，治疗应该考虑季节性的、差异性的治疗方式。因此可以发现在临床上季节不同，鼻炎出现的症状表现和治法都是有相应的区别。

说了这 3 个例子，强调的是秋天干燥，预防冬天高发疾病的一些事情，在秋天就要开始做了。比如说在咸丰皇帝的病案中发现，在某年的秋季他患了感冒，咳嗽、发烧、恶寒，还有痰，御医给他开了药，吃了七服，病好了，但是这时候御医又另外给开个调理身体的药方，也就是预防疾病且能够达到养生目的的季节性的代茶饮，方子就叫"秋梨柿饼代茶饮"，好像现在很少人用，但是在古书上记载了它的制作方法，将半个秋梨洗干净切成块，柿饼用一个，先用清水浸泡 15 分钟，然后把它们搁在锅里，用火煮 3～5 分钟即可，最后把柿饼跟秋梨一起吃了，效果非常好。这个方法体现了润肺止咳的食疗法则，因为秋梨的含水量比较高，性味偏凉，有润肺、止咳、化痰的作用，而柿饼据古书记载有止咳化痰的作用，这两者合用调理感冒发烧咳嗽患者，可以起到巩固疾病疗效的作用。而在这个季节，如果健康人食用它们，可以有润肺止咳的作用，对防燥邪作用非常好。最后总结一下，寒露的季节天气逐渐转凉，对应的脏是肺脏，因此这个季节发病也要考虑脾。

4 寒露时节的养生要点

> 寒露要防季节病，寒露秋冻要分人，秋季食疗要滋润。

中医认为寒露是自然界阳气渐退，阴气渐升，人体生理活动降低之时，为了顺应季节变化，这时人们的活动消耗也应随之下降，以确保体内的阴阳平衡，增强机体免疫力。到了寒露要防季节病，养生时首先应该注意养肺，以及"冻"，秋冻的冻。寒露是二十四节气的第 17 个节气，这个节气阳气逐渐下降，阴气逐渐上升，早晚天气变凉，养生要注意 3 点。

第一，寒露要防季节病。中医认为天人合一，即天地之间的变化对人影响是比较大的，秋凉、冬寒，到了秋凉的季节，尤其到了寒露，更为明显。关于这个季节的养生，秋收冬藏，到了秋收的季节，自然地人体也要注意收敛肺气。在这个季节好发一些呼吸道疾病，还有一些皮肤病。《黄帝内经》说："**春夏养阳，秋冬养阴**"，这是养生的一种原则，在不同的季节都要强调这 2 句话。"**圣人不治已病治未病，不治已乱治未乱，此之谓也，夫病已成而后药之，乱已成而后治之，譬犹渴而穿井，斗而铸锥，不亦晚乎**"，《黄帝内经》强调"不治已病治未病"，治未病是指没得病的时候，要注重预防。中医的这种常理常规法则，适用于一年四季，如果在得病了以后才去开药，就如同战争打起来才去铸造兵器，也如在干旱的季节，已经没有水喝了才去打井，未免为时过晚。这就是著名的中医治未病理论，跟现代预防医学的思想不谋而合。

由此看来，中医治未病在养生学中占据了很重要的位置。对于预防季节病，比如在过敏性鼻炎还没有发生的时候，我们需先从以下几个方面进行调理、预防，防止外感六淫邪气燥和火侵袭人体：①饮水防燥，既然防燥，在这个季节要多饮水，每天的饮水量应比其他季节多500～1000毫升，不要渴了才去喝水，要及时地补充水分，且尽量以温开水为主；②加强室外锻炼，比如说身体好的年轻人可以慢跑，老年人可以散步。③注意饮食，饮食上要少吃容易上火的食物以及辛辣的食物，如生葱、生姜、生蒜，这些利于保护肺，不要吃冰镇过的食物。

第二，寒露秋冻要分人。寒露这个节气，天气转凉了，温度下降了不少，北方能下降5～6℃，南方一般晚半个月才能察觉到温度下降。很多人都知道中医有一个著名的论点叫春捂秋冻，这是有一定道理的，春天是气温逐渐上升的一个过程，所以要注意"春捂"。而"秋冻"是因为在这个时节室外温度逐渐下降，人体要有一个适应的过程，因为马上冬天就要来了。冬天是寒冷的季节，如果在秋天有耐寒的锻炼，对于预防呼吸道疾病和其他的慢性病都有作用，并且可以提高体质，减少呼吸道疾病的高发，这便是春捂秋冻的真正含义。但是也要根据具体的情况来定，春捂秋冻，这个方法倾向于一些中青年以及体质比较好且没有慢性病的人，这些人群适当采取秋冻是有益的，但是对于老年人来说，他们体质偏弱，因为多有慢性病。对婴幼儿也不适合，秋冻容易造成感冒，反而适得其反了，所以春捂秋冻一定要分人。

第三，秋季食疗要滋润。秋季容易干燥上火，尤其是在北方地区，所以建议秋季多吃一些滋阴润燥的食物，《难经》中有这样一句话："人赖饮食以生，五谷之味，薰肤、充身、泽毛。"意思是人体的所有的营养来自饮食，它对于皮肤的健康，身体各方面营养的充盛都有很重要的作用。所以在这个季节里，我们主张多吃滋阴润燥的食物，比如鸡肉、牛肉、鱼肉，还有健脾的大枣、山药、粳米、蜂蜜、百合，以及水果中含水量比较高的梨、葡萄，都可以适当地多吃，对身体有好处。这里介绍2个食疗的方法，一个叫百花膏，用中药的款冬花跟百合一起熬制成膏剂，有润肺止咳的作用，百花膏非常适宜用于秋季防秋燥，缓解轻微的咳嗽和干咳无痰症状。还有一个是黄芪膏，用黄芪熬制膏，能预防呼吸道疾病，增强冬天的御寒能力，起到治未病的作用，黄芪膏适用于抵抗力比较低的人群，阳虚、手脚冰凉、冬天容易感冒、气虚的人都可以用它。

5　寒露时节推荐的药食同源方

寒露时节推荐的食疗药物及方子：

（1）杏仁

寒露节气中药食同源的中药为杏仁。大家都吃过杏仁，但是平时我们食用的多为甜杏仁，而入药时是苦杏仁。现代医学认为杏仁的营养价值含量非常高，富含钙、磷、铁，还有维生素A、B、C，可以减轻忧郁、失眠，防治贫血，长久食用还可以润肤美容，延缓衰老。中医认为杏仁具有止咳、宣肺、平喘化痰的作用，在《本草纲目》中是这样描述杏仁：有杀虫、治诸疮疥、消肿、去头面诸风气鼓疱的作用。很多人知道杏仁有宣肺止咳化痰的作用，但是可能不知道它还有润肠通便的作用，所以便秘的人也可以用它，当然一定要掌握适度的量，杏仁用量过度会有一定毒性，所以不仅临床医生需要掌握合理用药的知识，我们老百姓也应该掌握吃的杏仁是不是有毒，每次用量是不是适宜。杏仁的好处非常多，我们用的时候要辨证施膳，用量适当才能够起到养生防病的作用。

食疗方我们推荐百合杏仁粥，这款粥可以起到润肺止咳、润肠通便的作用，但大便稀的人尽量不要用，容易加重腹泻。任何食疗的方法都是针对健康人，而对于患病的人，要根据自己的身体情况合理饮食，或者在医生的指导下合理用药。

（2）补肺益肾汤

补肺益肾汤：沙棘、盐覆盆子、无花果、山药、蜜枣。该汤剂补肺润燥，滋阴益肾。

（3）生姜泻心汤

生姜泻心汤：鲜生姜 2 克，干姜 1.5 克，黄芩、人参、甘草、大枣各 2.5 克，半夏 5 克，黄连 1 克。以水煎服。

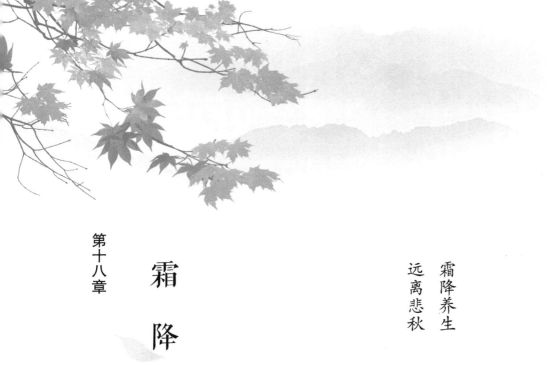

第十八章

霜降

　　霜降是二十四节气中的第 18 个节气，也是秋季的最后 1 个节气，霜降的到来预示着秋天的结束，寒冷的冬季即将来临，俗话说"霜降杀百草"，霜降过后植物渐渐失去生机，大地一片萧索，很容易引起人们的忧思，导致情绪低落，注意力不集中，甚至出现心慌、心悸等症状。

1 霜降节气详解

　　经过了夏天 3 个月的炎热和立秋以后的秋凉，到了霜降已是秋天的最后一个寒凉节气，这种寒凉的节气，早晚温差更大，寒凉的感觉到了霜降时节已达到了极致。也就是说秋凉过渡到了冬寒的节气，气温会降得很低，所以霜降两个字都有一种冰凉之感。"千树扫作一番黄"，树叶凋零了，到了晚秋暮秋的季节，在这个时节可以看到植物有结白霜的现象，是情绪容易受到影响的季节。《月令七十二候集解》中这样写道：**"九月中，气肃而凝，露结为霜矣"**。

2 民俗

民 俗

赏红叶，吃板栗

霜降是寒冷的时节即将来了，在这个季节还有一个重要的习俗，在这个时候的人们，尤其是北京的人们开始观赏红叶了。其实红叶从寒露的时候就已经变红了，霜降就可以来欣赏了，登高远望，漫山红叶，人们走在香山的小路上，周围一簇一簇的红叶，心情非常愉快，精神也得到了放松，一边呼吸着新鲜的空气，一边可以做适当的体育锻炼，从这点来说，香山赏枫叶是很好的一种养生方法。这种季节在很多地区是有一定差异性的，南方可能比北方要晚半个月，因为气温降得不如北方透彻，也就是北方到了霜降的季节时，南方的气温要比北方晚半个月才能降下来。这个季节在北方有一种特别好的应季坚果，就是板栗。说到板栗，其实古代多把它当成粮食食用，可以充饥，但是中医认为栗子有很好的养生作用，有健脾补肾的功效，可以治疗腹泻，也可以辅助治疗腰膝酸软、腰疼腿疼。陶弘景的《名医别录》中这样记载了板栗："主益气，厚肠胃，补肾气，令人忍饥。"这里说到板栗起到了厚肠胃、健脾的作用，"补肾气"就可以治疗腰膝酸软，"令人忍饥"就是饥饿的时候吃点板栗，也可以充饥，减轻饥饿的感觉，板栗在古代民间很盛行，在现代多是一种茶余饭后的零食。板栗的食疗作用在古今中外都得到了民众的认可，所以在这个季节我们应多吃一些板栗，现代研究发现，板栗不但有补肾的作用，还有抗衰老、延年益寿的作用，因为中医讲肾是先天之本，补肾的食物基本上都有延年益寿的作用。

3 霜降时节常见的健康问题及调养

霜降过后秋叶凋零，草木萧瑟，人的情绪也很容易受环境影响而低落，产生悲秋的感觉。秋天有一个词叫"悲秋"，霜降是秋天最后一个节气，万物都开始凋零了，一阵秋雨一阵寒，霜降的节气比白露气温更加低，而气温下降更加明显，接下来马上就要进入冬天了。从这一点来看，秋日的日照越来越少，白天时间越来越短，花木开始凋零，特别是到了霜降之后，更有一种悲凉之感。在这个季节精神方面是容易出现问题的。说到悲秋我们会想到《红楼梦》中的林黛玉，虽然林黛玉在贾府中衣食无忧，但是由于从小失去了父母，寄人篱下的生活给她的精神世界造成了不良影响。而且林黛玉又是一个才女，心思非常敏感，基于她性格的特点和生活的经历注定了她对很多事情敏感多疑，悲观的情绪也伴随着她的一生，所以在贾府中她永远感觉寄人篱下，内心充满了悲哀和惆怅，在这种情绪下，最后她患了肺痨，按现代医学的说法，应该跟肺结核比较相似。在日常生活中经常看到很多女性遇到事情情绪容易低落，容易往悲观想。在临床上患有慢性病的女性患者和男性患者的最大的区别就在于女性往往因为一个症状的改变，就出现情绪的低落，就认为自己的病情加重了。到了深秋季节霜降之时，这种变化更明显，这是因为自然环境会对人的内心状态产生影响，使得在这个季节的精神疾病、心理疾病等情志疾病高发。生活中女性悲秋的情绪更为敏感，因为女性的精神需求会高于男性，所以情绪波动也大，多会敏感多疑。所以悲秋对女性的影响远远高于男性。《黄帝内经》将情志因素导致疾病的原因做了分类，《黄帝内经·阴阳应象大论》中这样写道：**"怒伤肝、喜伤心、思伤脾、忧伤肺，恐伤肾。"** 有一个成语叫"怒发冲冠"，指的就是怒伤肝，肝气往上走。对于喜伤心，范进中举这个故事就是一个很好的解释，当然现在更多的是关于心脑血管的疾病。思伤脾，思虑过度，会影响人的饮食和消化吸收。忧思都是精神活动的内容，但忧伤肺，造成人气短、懒言、情绪低落。恐伤肾，突然的恐怖精神刺激可以伤肾。这几点在临床上都会看到相应的疾病，说明人对外界的刺激有适度的反应，这是正常的，但是在精神上突然的刺激与打击或者突然发生大的变故，如失业等，这些都可以造成精神方面的创伤，这种精神刺激容易造成疾病。《黄帝内经·素问·举通论》中也说道：**"怒则气上，喜则气缓，悲则气消，恐则气下，惊则气乱，思则气结。"** 这是说中医在诊治疾病时要考虑情志疾病发生发展的转归，"怒则气上"，肝气上升，突然伤了心脏以后，一定是气缓的，在临床上可以见到心脑血管疾病；"悲则气消，恐则气下"，很多女性的疾病，如乳腺增生、甲状腺结节、乳腺结节、子宫肌瘤，都与精神不愉快，如肝郁、思虑过度有关系；悲伤肺，悲秋在临床上也常见，林黛玉就是一个很好的病例。这些在临床上都可以见到相应的疾病，说明情志、精神方面的疾病在临床上非常普遍。

中医认为肺主一身之气，肺气虚就会造成气短乏力，到了霜降节气，由于天气转凉，燥寒等外邪更容易伤肺，从而造成病症的加重。到了霜降时节，除了悲秋伤害了人体的正气，出现了精神疾病，霜降时节还会出现呼吸系统的疾病，有这样一个病例：一位40多岁男士，咳嗽一个多月了，症状仍不见好转，一入秋就开始咳嗽，而他咳嗽最大的特点是少痰或无痰，基本上以干咳为主，有很明显的气短懒言症状，平时咳嗽的气力也若有若无。到诊室里就诊，见这位男士面色黄白相间，眼神忧郁，口唇发淡，交流的过程中问诊语声低微，而且面色没有光泽。号脉发现其脉沉细无力，切脉的时候脉象表现出沉细无力，最后的诊断是肺气不足，心血亏虚。中医讲心主血，肺主气，而这个人由于咳嗽日久，伤了肺气，最大的特点是口干不欲饮，口渴但是不想喝水。而到了秋天，外界气候干燥，他平日的饮水量还是较少。中医认为季节养生不是出现了疾病特征才去治疗，渴了才去打井，战争发起才去铸造兵器，不亦晚乎？在秋天这个干燥的季节就应该多饮水，应该及时补充水分，而不是渴了才去喝，这个患者的职业又是一名管理者，天天开会讲话，话多伤气，又不饮水，就会造成伤阴。气阴不足，所以他的咳嗽较难治疗，一旦患者正气不足，阴虚肺热，咳嗽治疗的难度比一般的咳嗽大得多，因为中医讲"肺朝百脉"，肺主一身之气。所以在治疗这位患者时，最主要用的药是益气养阴药，中医讲有其症用其药，所以用了太子参 20 克、沙参 30 克、生地黄 15 克、麦冬 15 克、玉竹 15 克、苏子 10 克、苦杏仁 10 克、百部 10 克、紫菀 10 克、款冬花 10 克、川贝母 10 克，以养阴、益气、清肺，这些药在治疗一般的咳嗽时基本很少用。这说明中医在治疗咳嗽当中一定要辨证论治，如果是单纯的感冒性的咳嗽，用的药可能就跟该方不一样，5 天的咳嗽，1 个礼拜的咳嗽与 1 个月的咳嗽，用药是不一样的；有痰没痰，咳嗽时间是白天还是晚上，是白天重还是晚上重，治疗也是不一样的，晚上重是入了阴分，晨起咳嗽是阴虚的咳嗽，这个人以早晨咳嗽为重，那就需要用养阴的药，咳嗽毫无气力，所以也需要用到补气的药。气虚阴虚的咳嗽，在深秋的季节是临床上很常见的一种。这个咳嗽说明季节养生对于预防疾病和疾病的治疗也非常重要。所以在这个季节养阴防燥很重要，像这个患者就应告诉他多饮水，不要等渴了的时候再喝，这是非常关键的，季节性的饮水比平时就要多上 1/2 到 1/3。中医治病考虑季节性的发病，又考虑职业的特点和个体差异。

霜降时节是秋天的最后一个节气，而且这个节气天气早晚都非常冷，已经进入立冬的前夜了，因此我们要防另外一个病，关节病。有这么一个病例：一个将近 50 岁的男士，自诉上下楼的时候 2 个膝盖都不吃力，但有点打软。他看了骨科，经骨科医生诊断为髌骨软化退行性变，但并未给出有效的治疗方案。所以这位患者想试试中医的治疗。医生在了解了他的病史后，后来发现他还有一些其他的症状，比如乏力，夜尿增多，腰有时候酸痛，这些都是肾气不足的一种表现，中医的辨证：脾肾两虚，寒湿痹阻，经络不通。脾管肌肉四肢，乏力、夜尿增多是肾气不足的一种表现，而关节膝盖发软是因为肾主骨，所以骨骼和肌肉的疾病多是从脾、肾两脏来辨证治疗，治法：健脾益肾，活血通络。方药：在六味地黄丸的基础上加减用了茯苓、山药、山萸肉、泽泻、熟地、川续断、木瓜、牛膝，对于下肢尤其是膝盖发软的患者经常用木瓜和牛膝来配合治疗，木瓜有祛风湿、通络的作用，牛膝强腰膝，这两味药配合起来，对于下肢发胀、腰膝酸软，尤其是膝盖不吃力的效果非常好。这个药用了半个月，他的症状缓解了将近一半，当然又调整了几次。但是这个男士在生活中有一个很大的特点，他在北京生活，到了 50 岁了却一年四季从来不穿秋裤，冬天北京气温也可以到零下 10 度，甚至可能更低，尤其大风降温，冬天关于关节性的疾病，一定是"风寒湿三气杂至，合而为痹也"。也就是说关节肿疼更多从痹症的角度来考虑，北方的特点是四季分明，往往降温的幅度也比较大，而这个男士不注重保暖，觉得自己不冷，有耐寒能力，就不需要保暖。现在很多人夏天用空调时间过长，对关节也是一种刺激，而到了秋天，霜降季节到了，气温已经很低了，不穿秋裤关节就得不到保护，一定会出现关节的疾病。为什么他这时候发病呢？中医认为40多岁的男士肾气开始衰败，所以季节加上年龄的因素，可能看似巧合，实际上是必然规律。所以到了45岁以上，关节的保护非常重要。关节的保护最主要是通过改变生活的方式，比如上楼下楼，尽量要坐电梯，爬山时间不要过长，尤其到了深秋霜降的季节，关节的保暖尤为重要，这是非常重要的一项养生内容，这个男士没做好这项工作，自然会出现关节的肿痛。

以上3个例子，说明了以下3个问题：①在深秋的季节，环境对人情志具有较大的影响，当树叶凋零，万物都进入了冬眠前夜的时候，环境影响了人的身心健康，在白天时间越来越短，日照也不充分的时候，容易出现悲秋。②对于秋天的咳嗽一定要考虑季节的差异性，也就是说在这个季节要考虑燥邪对人体的影响，而咳嗽的辨证还要考虑肺气不足，阴虚阴伤的病因。③注重关节的保护，也就是说治未病要根据我们的年龄，从事的工作，季节的差异，提前做好关节的保护。这些都是霜降的时候防患于未然的必修内容之一。综上，季节之交一定是疾病高发的时候，所以秋冬这个季节的转换，到了霜降的时候，要考虑早预防冬天的疾病，这是中医预防疾病的很重要的内容。

4 霜降时节的养生要点

一个"调"字：调好心情防悲秋，调好皮肤防秋燥，调整饮食补肺气，增强体质迎冬季。

民间常说**"一年补透透，不如补霜降"**，足见霜降节气的养生对于我们身体健康的重要性，所以我们应该注意霜降季节的养生。霜降是二十四节气的第18个节气，天气寒冷，气温早晚温差大，有的地区可以到 10 ℃左右。在这个季节，在草地上已经可以看到白色的霜了，气温下降比较明显。在这个季节虽然还可以观赏满山红叶，但是早晚出行的时候，一定要考虑温差、温度对人体的影响。季节之交，情绪有一个波动的过程，所以在这个季节养好心情是最主要的。因此霜降的时候，养生要做到以下 4 点：

第一，调好心情防悲秋。精神情绪方面的养生很重要，《黄帝内经·四气调神大论》中这样写道：**"秋三月，此谓容平。天气以急，地气以明。早卧早起，与鸡俱兴。使志安宁，以缓秋刑。收敛神气，使秋气平。无外其志，使肺气清。此秋季之应，养收之道也。"** "秋三月，此谓容平" "容平" 是一种收纳之意，在这个季节要早卧早起；"与鸡俱兴"，就是不要睡懒觉；"使志安宁"，这就是谈到了精神养生的内容；"以缓秋刑" 是说秋天是个肃杀的季节，所以古代有 "秋后问斩"，也指这个季节有肃杀之气，所以我们要注意保护自己的身心健康；"无外其志"，做好情志方面的养生，这是秋天养生的最主要的内容之一。所以在这个季节要注意保护自己在精神上的健康状态，遇见什么不愉快的事情，多与人交流，从现在来说我们要有好奇心，多培养自己的爱好，防止秋天的肃杀之气对人的影响，也防止悲秋对人的精神摧残。悲秋一定跟环境有关，树叶凋零，万物冬眠的季节即将到来了，对抑郁症焦虑症的患者，内心不太愉快的患者，或者说一些情绪容易波动的人，要给予关爱，这就是精神养生，只要我们做到这样，就可以平安健康地度过悲秋，可见调养精神在霜降的季节非常重要。

第二，调好皮肤防秋燥。防秋燥时适当地多吃一些酸味的食物，少食一点辛味的，酸可以入肝，辛味可以入肺，肺气过旺，就可以抑制肝气，所以在这时候我们要适当地多吃一些酸味的含水量高的食物。当然最好的防秋燥就是把肺脏养好，在这个季节可多吃一些煮的梨水，还有百合水，这些都是防秋燥的最主要的饮食方法。

第三，调整饮食补肺气。这个季节是干燥的季节，我们在这个季节里适当地多吃一些酸味的食物，少吃一些辛味的，可以平肝气。也就是说秋天要减辛味的药，以平肝气，而增酸味的药可以助肝气，防止肺气太过而伤了肝。多吃一些酸味的食物，如山楂、柠檬，柚子、杨桃、葡萄、苹果等，少吃一些辛味的生葱、生姜、生蒜，还有辣椒等，这些饮食的原则还要根据每个地区的差异和个体的差异而定，对于秋燥比较明显的地区，可以选择上文所述的一些食物，对于南方根据降雨量多少，饮食可以做一些适当的调整。

第四，增强体质，迎冬季。霜降节气时需考虑季节性养生的转换，秋养肺即将结束，冬天马上就要到来了。季节转换往往是季节发病的高峰期，预防疾病尤为重要，要做到以下几个方面：①预防疾病，这是在季节转换中尤其需要注意的事项，如呼吸道疾病和肾病，因为秋天是呼吸道疾病高发的季节，而冬天就可能出现肾脏疾病，所以在这个季节2个系统疾病我们都要注意。②从秋养肺过渡到冬养肾，养肺的季节即将结束，养肾的季节即将开启。③秋天要防燥火，而冬天要防寒邪，从养肺到养肾，从防燥火到防寒邪的开启，应该说是养生内容伴随季节的一种转换。④从秋收到冬藏，霜降时节是季节转换的一个时间段，就是秋天的最后一个节气，又是秋凉最严重的时间段，马上就到了冬寒，所以预防疾病养生就显得尤为重要了。

总之秋天多风、多燥，养阴润燥是关键，饮食要适当地多吃酸的，少吃辛的，只有这样才能安度秋天。

5 霜降时节推荐的药食同源方

霜降时节推荐的食疗药物及方子：

（1）木瓜

霜降药食同源的中药为木瓜。说到木瓜，很多人说自己经常吃，其实平常吃的木瓜跟中药的木瓜是不一样的。现在很多人把木瓜作为水果来吃，在临床上祛风湿、通经络效果佳，在营养成分上含有很丰富的维生素、胡萝卜素，所以从这一点来说，它有很多的药用价值。当然一个是番木瓜，一个是宣木瓜，宣木瓜是入药的，而番木瓜是水果。

《中华人民共和国药典》记载木瓜性味归经：酸，温。归肝跟脾经。

功能与主治：舒筋活络，和胃化湿。用于湿痹拘挛，腰膝关节酸重疼痛，暑湿吐泻、转痉挛痛、脚气水肿。

木瓜在临床上经常治疗下肢的一些关节疾病，还有祛风湿的作用，尤其是治疗抽筋效果非常好，中医认为其跟湿、风、寒邪都有关系，所以用木瓜治疗。木瓜在临床上是常用的中药，木瓜的药用价值非常之高。

推荐的食疗的方法是银耳炖木瓜。银耳有滋阴、润燥的作用，木瓜可以祛风湿，这2个在一起熬制起到了承前启后的作用。银耳针润燥，对应秋养肺，而开启的下一步是冬养肾，用木瓜祛风湿、祛寒，治疗痉挛。所以这个食疗方起到了秋养肺、冬养肾的双向调节作用。

（2）黄精杜仲汤

黄精杜仲汤：黄精、黄芪、枸杞、杜仲、陈皮。健脾滋肾，养阴益肝。

（3）关节痛熏蒸方

关节痛熏蒸方：红花 1 克、透骨草 1 克。放入瓦盆内倒两平碗水，文火煎半小时后点上白酒 1 克，趁热（略放一会儿，以免烫伤）放在双腿膝盖下（坐在床上）用棉被蒙到双腿上盖严，以热酒气熏腿，最好在秋冬，每晚临睡前熏 1 次，持之以恒，定能见效。

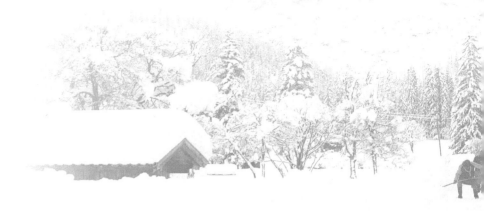

第十九章

立冬

注意精神与情绪

立冬养身

立冬是二十四节气中的第 19 个节气，也是冬季的第 1 个节气，它的到来标志着冬天的开始。立冬过后白天的时间持续缩短，夜晚的时间持续延长，而伴随着冷空气的南下，气温也在不断走低，寒风渐起，寒意渐浓，为了应对漫长而寒冷的冬季，人们往往会选择在这个时期开始进补。

1 立冬节气详解

立冬是冬天的第 1 个节气，在古籍《月令七十二候集解》中这样写道："**冬，终也，万物收藏也。**"就是说到了立冬的时候，是万物收藏的时候，农作物秋天收晒完毕，收藏入库了。到了立冬自然界动物进入了冬眠的时期，相应地我们也要进入收藏的时期。所以古人认为人的养生要顺应自然界，这就需要我们每个人根据自己的情况进入冬季养生。

2 民俗

到了立冬，大家或许听说过民间这样的一种说法："立冬补冬，补嘴空，"这句话在民间流传很久了，这里举一个例子来阐明现实中"立冬补冬，补嘴空"的具体做法。

一个年轻力壮而且偏胖的小伙子来看口腔溃疡，20多岁，体力这么好的人上点火是正常。他平时吃肉比较多，常跟朋友涮火锅、吃麻辣烫。

年轻人爱吃刺激性的东西，这也符合现代人的都市生活习惯，但是他平时吃得就多，又听父母说到了冬天可以进补，所以找借口最近又吃得更多了，两天一小聚，三天一大聚，天天吃辛辣的食物，所以导致满嘴长溃疡，最后不得已来看中医。从这个例子说明"补嘴空"要有现实的意义，古代到了立冬以后，开始进入冬闲，大地都封藏了，农活都干完了，农闲以后开始犒劳自己，多吃点肉，所以民间有"立冬补冬，补嘴空"。但是我们现实生活日新月异，发展越来越快，现在都市里吃得越来越好，人民生活水平普遍改善了，平时吃肉吃鱼是常态，而过去只有到冬天以后才可能吃上肉。所以从这一点来看，我们现代人饮食摄入脂肪和蛋白质过多的时候占多数，平常本来就吃得已经挺好，到冬天再补，上火就见怪不怪了。

从这一点来说，民间的谚语和经验总结与当下的现实生活已经脱节，所以有些东西我们要传承，有些东西我们要改良，有些东西要淡化，所以民间的谚语要结合现实去理解与传承。就"补嘴空"而言，我们很多人到了立冬的时候就不要补得过分了，因为每个人的体质不一样。

3 立冬时节常见的健康问题及调养

一到冬天有的人就容易精神焦虑，情绪紧张，有的人丢三落四、记忆力衰退的现象更加严重，这些症状其实都与节气变化有关。因为我们中医讲"天人相应"，天地之间人类生生不息，我们的发病，我们的身体状况，我们的养生都跟自然界气候和环境有很大的关系，所以中医中冬天、夏天、秋天、春天都跟一些固定的疾病有一定的相关性。冬天的发病应该是一条主线，都跟寒有关系。寒冷带来的不仅是身体的不适，有的人还会出现精神方面的问题。因为大地封藏了，植物凋零了，有些动物也开始冬眠了，所以环境给人一种阴冷的感觉，对人的情绪是有一定影响的。这里有 2 个相关的病例分享给大家：一个将近 40 岁的女患者，她倾诉自己最近肝疼，肝区不适。中医讲的肝跟现代医学的肝还是有区别的，中医的是个虚拟的概念，现代医学更多是解剖学的概念，但是肝区的这个部位有相似之处。这位病人也做了相关的检查，她说："我首先做了 B 超，B 超显示没事。因为自己是乙肝患者，怕肝癌、肝硬化。有人建议我做 CT，我也做了 CT，也没事，又有人说核磁跟 CT 可不一样，核磁更准确，核磁也做了，3 个结果拿来全都没事。"当医生询问她这种症状大概持续多长时间时，她说："从深秋快到冬天的时候，症状开始加重，我这肝区疼，我浑身没劲，我觉得这肯定是跟病情恶化有关。"大夫看了看她所有的检查结果，通过望闻问切，四诊合参，发现她疾病没什么变化，但是患者情绪低落，就跟她说："我们已经是老熟人了，其实你现在的身体状况没有任何变化，你为什么这么焦虑呢？""我就控制不住，每天晚上都在想越想这点就越疼。"对此民间有句俗话叫"想能想出病来"，确实说明了精神状态对疾病的影响。还有一个病例，也是一位女士，也是乙肝。她的表现跟前一位患者不一样，这一位患者表示自己记忆力衰退，不得不依靠手机来记忆东西。大夫一看电脑，显示她的年龄才 40 岁。她说："我真记不住，说实在的，我跟您看病，知道您比较忙，病人比较多，没时间听我慢慢说，所以我一定要把功课做好，在手机上储存了自己想跟大夫说的，还有一些症状。"她来以后每说一个症状，都要看一下手机。所以说从这一点来看，到了冬季，可能这种焦虑的病人会随着季节的改变、寒冷的刺激、大地的封藏而逐渐加重。有一篇报道对在校大学生做了一个调查，发现到了立冬情绪容易波动且容易低落的人占了 54.9%。现代医学认为情绪变化跟季节有关，跟立冬以后的环境气候的变化相关，所以这些病人表现为口干乏力、头部不适，进而会出现注意力不集中，记忆力减退，对什么事情都兴趣不高，其实这些都是精神方面的波动。现代医学针对以上症状取了一个名字叫季节性情感障碍，英文缩写为 SAD。在临床上情绪容易波动，或者说容易焦虑的病人，通常有 3 个特点，第 1 精神需求高，第 2 情绪波动大。3 分钟前还高兴，3 分钟以后就不高兴了，一旦有外界的刺激，或者说遇见一件不愉快的事情，一件小事、一片言语、一个动作就可能导致这种患者一天的不高兴和情绪低落，患者情绪变化很大，常见情绪大起大落。第 3 遇事往坏处想。这类患者得的病通常已经诊断得清楚了，相信大夫就可以，配合治疗，这样做对疾病也有好处，切不可永远想最坏的结果。所以平时心宽体胖，心态比较好的，病就容易好；心态不好的患者，老琢磨着自己病情有可能加重的，相比较而言，治疗难度就大。现代医学名词"季节性情感障碍"，其实中医也有自己相关的解释。这种情感障碍跟中医的郁症有关，"郁"字有一个耳刀旁，这个字跟肝脏有关。情感障碍是和肝郁脾虚有关。中医里肝的第 1 个功能为疏泄功能，包括了饮食的消化吸收，胆汁的代谢，还有情志的疏泄，所以生气往往伤肝。而肝有病则容易欺负到脾，这是由于五行相生相克的关系。所以肝病的病人会有脾病的症状出现，脾管消化吸收，中医称之为后天之本，后天之本的脾胃，如果其受了肝的"欺负"，就会出现食欲不振、纳呆，还有会腹胀、腹泻、浑身没劲、容易疲劳，这些都是脾虚造成的症状。心主神明，心参与了人的意识思维活动，所以当你想得过多，即使是想好事想得过多也会伤到心，中医讲任何事物都要掌握一个度，所以想得过多伤心，而思虑过多又伤脾，所以生气伤肝。情志跟肝、脾、心这 3 个脏的关系相对密切一些，所以容易出现气郁气虚等症状。中医治疗可采取健脾、疏肝、疏肝理气等的方法。健康人也应该适当注意情志的变化，尽量保持平稳的情绪，情绪波动不要太大，许多疾病也就可以预防。

　　不仅中青年会这样，老年人也会出现跟季节气候相对应的精神方面的问题。举例如下：一位 75 岁老太太，慈眉善目的，精神非常好，面色也不错，医生问她："您看什么病？"老太太说："一入冬我就不愿意回家。""为什么不愿意回家呢？"她说："我每天锻炼，锻炼得精疲力尽才回家，天黑得早我回家就赶紧睡觉。"大夫想这跟发病有什么关系。对待老人看病一定要耐心细致，等她慢慢地说，因为老人说话比较慢，思维也不会像年轻人那么敏捷，所以要有耐心。大夫说："您这锻炼不挺好的吗？""不是，我一回家就觉得有人要杀我。"病根这就慢慢地浮出了水面，她说，"我每天回家的第一

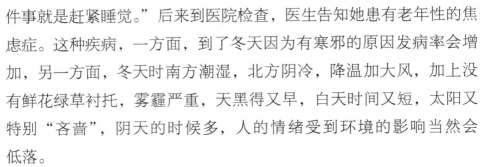

件事就是赶紧睡觉。"后来到医院检查，医生告知她患有老年性的焦虑症。这种疾病，一方面，到了冬天因为有寒邪的原因发病率会增加，另一方面，冬天时南方潮湿，北方阴冷，降温加大风，加上没有鲜花绿草衬托，雾霾严重，天黑得又早，白天时间又短，太阳又特别"吝啬"，阴天的时候多，人的情绪受到环境的影响当然会低落。

冬季的阴冷萧瑟容易引发不少精神方面的问题，这个时候人们要特别注意对精神的调养与疏导。上述 3 例病人都是女性，都是精神情绪方面有所波动，也就是说患有焦虑。第 1 位老觉着自己是病情恶化的患者，其实更多地提示我们要尊重科学，尊重医院的检查结果，季节变化的因素需要医生向很多慢性患者解释，说明慢性病患者到了一年四季的节气变化的时候，可能会有症状的加重，或自我感觉的不舒服。第 2 位患者的症状更多是记忆力减退，对她进行对症治疗的话，要进行情感上的劝慰，比如说你大脑的内存太多了，要学会删除，因为现在许多人需要记的事特别多，尤其进入了互联网时代，很多东西对于有些上了年纪的人学起来比较困难，所以记得东西越多，往往就容易记混记乱。所以有些症状需要记住，比如要记住一段时间内经常出现的症状，偶尔出现的可以不记，最主要的是要相信大夫，他们掌握相关的医学知识并且对病人也有充分的了解，在了解病情发生发展的一些规律的基础上做出正确的治疗策略。第 3 位老人，其实更多的要从心里开导她，关怀老人，所以大夫问："您是不是看收藏节目太多，家里您是不是有比较重要的，比如说元青花、名人字画？"老太太说没有，大夫又问："您是不是年轻的时候欠过别人钱？"她也说没有。最后大夫安慰她："这些都没有，您怎么能理解有人要杀您？所以在心理上没有任何觉得愧对于别人的事情，我们心理上要安定。《黄帝内经》也说了：**"精神内**

守，病安从来"。正气存在，那怎么能会有邪气干扰你，生活中你没有做对不起别人的事情，没有一些自己觉得放心不下的事情，怎么会有人杀你呢?"这个老太太跟大夫的沟通非常畅快，说她很能理解大夫的心理治疗，所以面对这类患者，沟通工作到位了，再加上药物治疗，养心安神，病人即可痊愈。上述从这几点说明了立冬时节疾病的治疗和预防很重要。

4 立冬时节的养生要点

> 冬季养生重在"藏"，冬季养生要保暖，饮食养生要养肾。

冬季养生，首先说一个"藏"字，"春生夏长，秋收冬藏"；《黄帝内经》中有一段话：**"冬三月，此谓闭藏，水冰地坼，无扰乎阳，早卧晚起，必待日光，此冬气之应，养藏之道也。"**到了冬天，闭藏的季节到来了，就是说你不要天天加班，天天熬夜，古人认为这些都是不对的。"无扰乎阳"，在冬季，阳气逐渐闭藏，阴气逐渐上升，也就是阳气下降，阴气上升，是阴阳的一种自然交替现象，"阳"其实在生活中代表着你的劳作，也就是工作学习，而"阴"代表了休息状态，睡眠状态。"无扰乎阳"说得是别经常在夜里干活，老加班、老熬夜，否则就干扰了闭藏的阳气，我们需要维护、养护冬天闭藏的阳气。"早卧晚起"，其实《黄帝内经》里只有到了冬天才说"早卧晚起"，但是千万不要理解是睡懒觉，因为古人是在没有工作的状态下，到了太阳升起的时候起床，再去干活，顺应自然日升月落的休息规律，所以要想养活我们的阳气，就要多睡觉，保证充足的睡眠，但是并不代表可以睡懒觉。"必待日光"到了冬天我们尽量多晒点太阳，因为晒太阳也是养护阳气的一个最主要的方法。所以说精神养生到了立冬的时候，要让精神安定，所以围绕藏，立冬的时候藏精神，精神要安定。通俗地说，第一，什么事情要尽量往好处想。保持一个良好的心态，任何事物都有好与坏，多想好的地方精神就会愉快。第二，保证睡眠很重要。收藏季节，睡眠不好会导致耐受力差，抵抗力就容易下降，从而带来精神方面的隐患，有的人急躁，有的人焦虑，有人抑郁，所以保证良好的睡眠很重要。第三，应该遵守中医养生中最主要的理论——顺应自然，在立冬节气到来的时候，适应自然，就是要多静少动，这方面做到位，我们这个"藏"就做好了。

天气日渐寒冷，万物都进入了休眠状态，为了抵御严寒，人体自然也需要做好防寒保暖工作。冬天的"藏"也要求我们重视防寒保暖。冬天来了，从立冬以后，早晚温差就比较大。这时候北方可能都到了零上 5～10 ℃，甚至 1 ℃都可以出现了，南方相对高一点，因为南方这时候也是降雨的阴冷天气，所以这时候保暖就比较重要了。早晚温差大，衣服要常换。冬天对应人体的肾，我们养肾防寒保暖最重要。我们应该注意以下几个方面的保暖事宜：①关节的保暖，尤其是手关节、膝盖、髋关节，其实关节中就是一层皮包着，没有脂肪或脂肪很少，它不可能达到很好的保暖效果，所以我们要注意关节的保暖。②要注意下肢的保暖。中医认为寒从足底生，下肢属阴，冬天的寒冷加上从足底生出的寒气，三阴合至，所以说下肢保暖最重要。③饮食养生要养肾。因为阳气根源于肾，而冬天是寒冷的季节，寒气是要侵犯或伤害我们人体肾阳的，所以我们要养肾。然而养肾的方法很多，其中食疗的方法最重要，但是大家千万记住，不是说只要是养和补，就是进食大鱼大肉，要讲究营养的均衡，这跟中医讲的阴阳平衡是一个道理。所以说饮食不是只吃肉叫养肾，完全不吃蔬菜，这是不对的。中医里有一个说法叫辨证施膳，这也需要因人而异，对于本身就热性体质的人，推荐多吃蔬菜，多吃水果，也是一种食疗方法。而对于本身体质比较弱的，弱到虚不受补的情况下，大鱼大肉也是负担，也不能多吃。所以说养肾要根据每个人的体质情况，选择不同的食疗方法，这才是中医要达到的阴平阳秘，乃至各方面的食物和精神调养的一致性，达到安度冬天的目的。养肾从饮食上应该多吃温热的食物，养肾的食物有牛羊肉、坚果、紫菜、海蜇和海带等，这些食物冬天都可以多吃。中医讲药食同源，食物是很重要的一个方面。

5 立冬时节推荐的药食同源方

立冬时节推荐的食疗药物及方子：

（1）丁香

立冬时节适用的药食同源类中药推荐为丁香。说到丁香，可能知道的人并不太多。丁香其实还有一些故事，在汉代有一位大臣向皇帝禀奏事务的时候，皇帝老皱眉，因为这个大臣有口臭，医学上经常说口中异味跟消化不良有关。他向皇帝来禀奏事物的时候，皇帝第1次忍了，第2次又忍了，第3次皇帝想出了个妙招，就把一味中药赐给这个大臣，说你把它含在嘴里，别吐了。这大臣也不敢说敢不，于是就含在嘴里，禀告了事务，心里还是在打鼓——皇帝怎么就心情不好了。退朝以后回到家里，心里七上八下，刚好一个同僚来拜访他，这同僚好奇地问："您嘴里含着什么？您跟我说话也不清楚，你吐出来吧！"他一想反正离开皇帝了，回到家里是该吐出来了。当他吐出来那一瞬间屋里弥漫着清香，他的口臭自然就没了。后来发现这个东西是叫鸡舌香，为什么是鸡舌香呢？其实丁香有公丁香和母丁香，而这鸡舌香其实就是母丁香，当然这是个趣闻轶事，向我们展示了丁香既可以做香料，又可以治疗口臭。所以后来每遇到口臭，他就把偏方介绍给其他的同僚，久而久之就形成一种风气，口衔丁香可以治疗口臭，而且在跟人在交往中，口衔丁香也是一种礼仪，也是一种生活的态度，还是一种生活的方式，跟人交往时你说话时候口中散发着清香，谁都愿意跟你聊天。药食同源里推荐这味中药是因为其有温中散寒、降逆止呕、温肾助阳的作用。冬天第一要防寒邪，第 2 个要补肾，刚好丁香满足了这 2 方面的要求。其实民间老百姓也经常说："立冬煲汤，常备丁香"。这个丁香煲汤，效果神奇，临床上在治疗疾病的时候，丁香可以治疗肠胃的一些受凉的症状，并且还有止呕的作用，比如恶心就经常可以用丁香，总之丁香是立冬时节极其推荐的一种中药。而大多药食同源的中药其实对身体非常有好处。

（2）丁香瘦肉汤

本章节介绍的食疗叫丁香瘦肉汤，可以用这种方法驱散寒邪。但是有一点需要注意，本身就是热性体质，胃有湿热，正上火，比如前面那位口腔溃疡的患者，"立冬补冬补嘴空"的人，禁用这个食疗方。因为用这个食疗会加重热象，所以有胃热实证，没有寒症的，最好还是少用，甚至不用。

（3）肉苁蓉补肾汤

另外一个方子为肉苁蓉补肾汤：肉苁蓉、覆盆子、陈皮、去核红枣。该方具有补肾健脾，滋阴益精的作用。

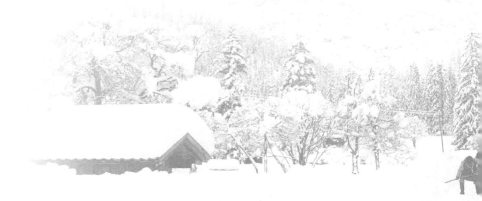

第二十章

小雪

养生防上火
小雪天渐冷

小雪是二十四节气中的第20个节气，小雪过后气温急剧下降，北方地区开始出现少量的降雪天气，这个时候人们不仅要着手准备过冬的衣物和各种取暖设备，不少地方也开始进行腌制品加工，俗话说，**"冬腊风腌，蓄以御冬"**，这种为过冬腌菜、腌肉的饮食习俗一直流传至今。

1 小雪节气详解

《月令七十二候集解》中这样写道：**"十月中，雨下而为寒气所薄，故凝而为雪，小者未盛之辞。"** 也就是说到了小雪，天气逐渐转冷了，寒冷的气息，冬天的感觉更凝重了，但是与大雪节气比较，这个节气还没那么寒冷。

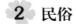 民俗

民　俗
冬腊风腌，蓄以御冬

在民间有一个传说叫**"小雪腌菜、大雪腌肉"**。我国地域辽阔，小雪代表了黄河中下游地区已经到了"荷尽已无擎雨盖，菊残犹有傲霜枝"的境界，古人认为在这个节气，中国的大地已经冰冻，寒冷的季节逐渐到来。而很多地区比如说北方，到了这个季节都有腌酸菜，为冬天过冬做准备，而南方在这个季节则是做肉食的腌制，比如说猪肉、鸡肉、鱼肉，所以小雪时节到了，北方腌菜，南方腌肉。为什么说立冬的时候我们不去做腌制品，为什么到小雪才做？这是由于小雪节气天气逐渐转寒，温度持续下降，这时候腌制的东西不至于坏掉，所以这时候保存食物是比较便利的。说到冬天腌菜，其实我们要辨证地去看待腌制品，因为长期食用腌制品对身体有害。腌制品含有亚硝酸盐，长期食用这种食物可能会导致食道癌、胃癌、肝癌，甚至出现膀胱癌等癌症发生概率的提高。其实腌制品腌制的时间越长，就会大量破坏蔬菜中的维生素 C，因此过多地吃腌制品，就会造成维生素 C 的缺乏。腌制品一般都放了大量的盐，而现在的营养师和医生都主张人们的饮食要低盐，因为高盐的饮食对于心脑血管疾病尤其是高血压患者是不利的，所以高盐食物对于这些慢性病患者的身体会有损害。所以我们应尽量少吃这些，尤其是慢性的高血压患者。我们的身体在日常饮食中形成的草酸钙，从肠道中可以排出，但这种腌制品的草酸钙往往不易排出，而且易被肠道重吸

收，这样就容易在人体泌尿系统中进行沉积，形成结石，出现泌尿系统结石。腌制品对古人来说是民间在小雪盛行时做的一件事情，也是御冬的最主要的食品，但是在我们现实当中就要谨慎对待，尽量要少吃，也不能说不吃，比如说腌咸菜，渍酸菜、腌雪里蕻，但是强调度不为过，也就是说我们不能天天吃，偶尔吃也没关系。

3 小雪时节常见的健康问题及调养

小雪过后，天气越来越冷，稍不注意就容易感冒。到了这个节气，疾病多跟"寒"字有关。到了冬天，我们要防感冒发烧和呼吸系统疾病。很多人到冬天会不止一次得感冒。感冒是一种常见病，但是发现很多人对这个疾病其实也有误区。有这么一个病例：晚上8点多钟，一个家长抱着一个大概不到3岁的孩子，到诊室的时候，医生吓了一跳，虽然是小雪的季节，天气比较寒冷，那天大风又有点降温，但是这位家长把孩子捂得严严实实像一个粽子一样，外边是一个棉大衣，中间穿着羽绒服，羽绒服里面穿着毛衣，毛衣里面穿着秋衣，总共包裹4层。人们经常有一个误区，小孩感冒就是着凉惹的祸，用"捂"来防止小孩着凉。这中间有2个问题，一是小孩因着凉已经感冒发烧了，再捂对防止再次着凉的这种可能性不大。二是捂多了会导致小孩高热惊厥，俗称叫抽风。大夫说："你把衣服都打开，穿个秋衣秋裤，在检查床上晾一会儿。"前后量体温，体温从39℃降到38.2℃。也就是在生活中如果你的房间特别热，我们是开窗通风，还是把窗户都关上，再贴上封条，密封的一个房子里热量怎么能散出去呢？这2个误区告诫我们小孩在就诊过程中，在感冒发烧过程中要知道怎么去护理孩子，怎么去就医，怎么去配合治疗。这里用中医的道理来解释这种现象，小孩其实是先有内热，后

有外感，而不是像大家理解的都是着凉，所以不一定是寒邪这一个因素造成小孩的发烧。小孩出现内热，生活中的表现例如最近一段时间饮食不均衡，吃肉食过多，吃易上火的东西过多；其次大便干燥；另外口中有异味，有口臭。这时候需要注意小孩再有一个"着凉"的外因就很容易感冒。中医认为儿童感冒，其实热证、实证居多，着凉是一个诱因，内热是一个基础。

说完了小孩，再说大人和老人。很多老人到了六七十岁，甚至七八十岁，心态跟30多岁一样，这是由于其身体好，四肢健康，对自己充满信心。所以老人到了冬天，天亮的晚，他起的就早，早早出去锻炼，其实这是一种错误的做法，这样容易出现意外，很容易着凉。有这么一个病例，一个老人感冒发烧了。因为他早上去登山时，刚爬到200米左右，就出汗了，于是把衣服一脱，穿个T恤衫接着爬，没想到着凉了，这种病人在门诊中也经常见到。总结2句话，小孩发烧别过捂，老人登山别贪凉。中医讲小孩为纯阳之体，多热证实证，少虚证寒证；而老人不要觉得心态好，就觉得自己身体健康，不需要过多地注意保暖防寒。所以老人别贪凉，小孩别过捂。说到感冒，现代医学认为的感冒更多的是以普通感冒为主，也有流感造成的感冒。但是中医把感冒分成3种，即风寒感冒、风热感冒、暑湿感冒。风寒感冒是最常见的，尤其在冬天常见，其表现是发热不重，但是恶寒比较严重，比如穿毛衣羽绒服还觉着冷，盖两床被子也觉得冷，这往往是风寒感冒的一个表现；还有流清鼻涕，头疼，浑身酸疼，有的人嗓子疼咳嗽。风热感冒的症状表现为恶寒并不严重，怕风，也就是说不太怕冷，但是怕风；再者，发热相对要重一些，体温偏高，还有咽喉肿痛，大便干燥，咳嗽还有鼻涕，甚至以黏稠的黄鼻涕为主。但是需要注意的是，风热感冒一年四季都多见，有时候风寒感冒和风热感冒同时存在。暑湿感冒按一般的规律来讲，到了冬天是没有这样的病例，尤其是寒冷的地区。夏天3个月的感冒可以是暑湿感冒，表现的症状多为鼻音比较重，发热不重，而且浑身酸疼、发懒无力；中医讲湿邪造成的疾病，有一个很好的词形容它，叫缠绵难愈，往往暑湿感冒的时间比较长，过一两周才好，不像风寒感冒，如果治疗及时，其可能一个星期症状就消失了。这就是中医理解的3种感冒。中医讲感冒跟肺脏相关，因肺为娇脏，肺主皮毛，肺喜润恶燥。北方比较干燥，多风少雨、气候炎热，所以这种情况下，北方在冬季比较常见风寒感冒，风热感冒的患者人群。

冬天易发的疾病不但与外界气候的寒密不可分，也跟人体自身的内热关系密切，冬季来临，人们除了感到寒风凛冽以外，还经常会感到口干舌燥，内火旺盛。到了小雪节气，感冒是高发的，但是实际上有些是与内热有关，因为中医讲到肺与大肠相表里，肺跟大肠是一个通道，下水道不能堵，堵了内热就会往上走，就会影响肺部的功能，进而出现肺部的疾患。肺又主气，司呼吸，所以呼吸道疾病在冬天就容易高发。我用一个病例给大家解释一下：女孩，20岁左右，是一名大三的学生，老中医看了她一眼，就跟他徒弟说，这是来看便秘的。小徒弟问："师父您怎么看出来的？"还没来得及回答，这女孩就坐在旁边了，接着又跟着进来另外一个女孩，大夫一看这两人就知道她们患了同一个病。第1个女孩是通过中医的望诊看到，她脸上长满疙瘩，青春痘在额头上比较明显，肉眼可见的密密麻麻一层，有的都有脓点了。第2个女孩则是脖子上长满了痤疮。大夫问第1个女孩："你看什么病？""看便秘。""有多长时间了？"她说："大概有半年了，但是最近有点加重。""你平时的饮食呢？""我就爱吃肉。"这女孩的体重其实已经告诉我们，她平时吃肉比较多。后边那女孩跟她是同学，两人住上下铺，饮食习惯一样，

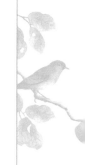

是上下铺的"食友",这俩都爱吃,哪里有什么好吃的都去吃,平时就爱吃肉,不爱吃蔬菜。她接着说:"我们父母说了,冬天是进补的最好时机,所以我们要多吃点好吃的,学习又累。"但是这俩女孩正处在生长发育的一个高峰期,本身就多热证,多实证。其次,冬天北方屋里都有暖气,暖气容易消耗空气中的水分子,北方屋里多配有加湿器,目的是让屋里适当湿润一些。而她宿舍里没有加湿器,又有暖气,身体和空气中的水分蒸发又快。另外,到冬天不知道节制饮食。以上这些因素决定了她的病机。从中医的角度来说,肺与大肠相表里了,毒素从大肠排不出体外,那毒素就会往上走。这俩女孩诉说最近还感冒了,就是流鼻涕的风寒感冒,考虑上述病因多为内热导致,内热的发生是感冒基础。所以说从这点来说冬天需要防寒邪,寒邪可以导致疾病,但是又加上一个内在条件,如因为饮食不当导致的内热,进而引发外感性疾病。这俩女孩还强调说冬天是进补的好时机,家长也鼓励她们进补。但是她们平时大鱼大肉,辛辣食品就吃得多。南方吃辣但不会造成不良身体反应,因为它有降雨量比较高,也就是湿气比较重的自然条件,吃辣椒可以燥湿,这样一中和,产生内热的可能性就比较小了。这2个女孩在北方,出生在北方,生活在北方,跟南方的环境不一样,天人相应,天地之间的人是受环境影响的,环境不适合过多食辣,很容易产生内热,导致上火。

谈到火,人的火最常见有4种:第1个叫肝火。说到肝火,可以用8个字形容:急躁易怒,目赤肿痛。因为肝有一个疏泄功能,包括情志的疏泄,所以如果生闷气了,容易肝郁气滞,如果肝火旺了,还容易肝阳上亢,最主要的表现就是发肝火。在生活中经常看到眼睛里布满了血丝、眼球发红的人,这也是肝火导致的。对于肝火的预防,推荐一味中药,菊花,可清肝明目,泡点菊花水喝,就可以清除肝火，还可以预防肝火。第2个是胃火，症状表现为口中异味，大便干燥。前文俩女孩实则是胃火加上肺火，胃火是基础，平时饮食不节，辛辣食物吃得太多，肉食吃得过量，所以造成了胃中产生内热。内热从皮肤中发出来了，这又归因肺的功能不足，所以说也有肺火。回过头来先说这胃火的清除办法，其实食物中也有清胃火的，比如说寒性食物，凉拌苦瓜，清胃火，胃火不是很严重的患者可以通过食疗的方法解决，要是胃火过旺还得靠药。第3个肺火，肺火表现是口鼻生疮，呼吸气促，呼出气体都是热的。经常说呼吸道疾病、感冒发烧跟肺火肺热有关。所以从这点来说，清肺火可以用冰糖梨水，可以对轻微的肺火起到预防和治疗作用，或者说辅助治疗的作用。还有一种火是心火，说到心火，其实最简单的症状就是心烦意乱、口舌生疮。心开窍于舌，所以舌头长溃疡是有心火。简单的预防和治疗方法是用一味特别苦的中药莲子心，用莲子心泡茶喝或者煮水喝，当然不能煮太多莲子心以防太苦，对胃也不好，口感也不好，有心火的时候可以选择适当量的莲子心泡水喝，喝两三天，就能消心火了。火有时候也不是单一发生，也可能两三种火同时发生，最主要的是热之极便是火。所以到了寒冷的冬天，室温不能过高，暖气太热容易上火。饮食过量同样也可以上火，所以我们要注意饮食的营养均衡，以防止肺火和胃火。冬天要防寒邪，但是往往这个季节人们为了防止寒邪而过分保暖或者过量饮食，造成火的产生。

对于老人和小孩儿的感冒预防，最主要要做到以下4个方面，第一要多饮水；第二要适当地锻炼；第三不要吃太多过热的食物；第四保持室内的空气的流通和新鲜。做到这4点其实就可以预防一般的感冒了。

4 小雪时节的养生要点

> 小雪养生要藏"气"，运动锻炼要坚持，
> 小雪节气防上火。

中医认为，人体的内火是诱发冬季感冒的关键，因此在小雪这个节气，要注意预防上火，还要学会"藏气"。小雪节气养生要点：第一，小雪养生要藏"气"。中医所讲的气多为正气、肺气，《黄帝内经》言：**"正气存内，邪不可干，邪之所凑，其气必虚。"** 正气代表着人体的一切免疫功能，正气充足，身体的抵抗力增强了，就很难得病，或者很少得病。"正气存内，邪不可干"，"干"是侵犯的意思，因为身体抵抗力好，邪气不能侵犯。"邪之所凑"中的"凑"其实也是侵犯的意思。"其气必虚"是说当抵抗力下降的时候，才会招致邪气的侵犯。这说明了导致疾病的内因跟外因的辨证关系，内因使得抵抗力下降，容易造成邪气的侵犯，如果在内因方面抵抗力强，正气充足，邪气也不易侵犯。我们说预防疾病要"藏正气"，其实这包括了5个方面的内容：一是生活规律，定时吃饭、睡觉、起床，不要轻易地改变生活规律，而这种规律可以把身体的内环境养得非常好。冬天是一个闭藏的季节，代谢逐渐缓慢，按《黄帝内经》中所说，要"早卧晚起"。二是饮食科学。饮食方面，我们要尽量做到荤素搭配，春天宜平补，夏天宜清补，秋天宜温补，到了冬天宜滋补。滋补也要辨证地看，不是说吃得越滋腻越好，而是不仅要荤素搭配，还要因人而异，每个人的体质不一样，如果本身就是热性体质，就需要多吃蔬菜、水果来补养身体，不要单纯地认为吃肉食就是补。三是坚持运动。中医讲适当的运动是调理肌体和助消化的

一种手段，现在很多人在电脑前坐的时间过长，我们建议 1 小时活动一次，如果你不上班了，早和晚要有散步的活动。运动也要根据每个人的体质情况的不同适度选择。四是保暖虚寒多饮水。到了小雪这个季节，天气越来越冷，所以保暖也很重要。尤其是北方，气候干燥，这时候更要多饮水。五是心态良好，心态良好讲的是精神养生的内容，**"精神内守，病安从来"**。这 5 点做好了，正气就会充足，我们人体的正气就可以保持良好的状态，抗病能力就会增强。

说到藏气，有 4 句话的总结：人生只活一口气，小雪养生要藏气，正气充足少患病，肺气良好不感冒。具体讲的养肺气需要注意以下 4 个事项：一是老人经常说"少说话，多饮水，养肺气"，中医讲肺主一身之气，说话多了肯定会伤气，所以遇到需要说话多的场合一定要补充水分，多喝水，如果是主持人、老师这类需要说话比较多的职业，这时候更要多饮水。天气干燥导致肺燥，这时人就很容易咳嗽，嗓子痒，也容易导致过敏性的刺激性咳嗽。二是尽量少吃辛辣的食物，中医认为生葱、生姜、生蒜、辣椒等刺激性的食物容易刺激肺造成咳嗽。三是注意悲伤肺，这时候悲伤情绪对肺的影响是比较大的，所以在生活中要有一个好的心态，遇到不高兴的事或愁苦的事，要尽量多往好处想，多跟别人交流，多进行倾诉，这些都是养肺气的一些方法。四是注意寒邪对肺的影响。《伤寒明理论》中说：**"形寒饮冷则伤肺"**。中医认为寒冷的气候是形体受寒的一个关键环节，所以在降温的时候，穿着不要过于单薄，不要过于贪恋"冷饮"，在这个节气里尽量少吃寒凉的食物，这样可以预防寒凉对肺的侵袭和伤害。

小雪节气的养生还需做到坚持运动锻炼。老人锻炼要等到太阳升起后，很多老人都患有心脑血管的疾病，遇到寒冷刺激很容易造成旧病复发，所以一定要等太阳升起，有阳气来中和自然界的阴气

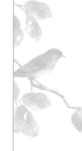

的时候再出去，既能达到锻炼的目的，又不容易造成旧病的复发。

5 小雪时节推荐的药食同源方

小雪时节推荐的食疗药物及方子：

（1）白果

小雪药食同源的中药为白果。白果又叫银杏，药用价值非常高。

功能主治：敛肺气，定痰喘，止带浊、止泻泄、解毒，缩小便，主治咳喘、带下白浊、小便频数等。

在临床上用白果的病症很多，比如治疗小孩的咳喘，用白果非常有效，在临床上白果对小孩的遗尿也非常有用。在生活中食用时需注意白果最好是熟吃，因为生吃有小毒，且每次吃的量应不超过10个。推荐的食疗菜谱是白果全鸭，为徽菜，主要食材是鸭、白果，可以滋阴定喘、敛肺止咳。

（2）人参益智仁乌鸡汤

组成：益智仁、山药、去核红枣、人参，炖乌鸡。功效：补气益肾，健脾养血。

（3）风寒感冒汤

组成：绿豆一大把，白菜头 4 个，红糖 30 克。先将绿豆、白菜头加水煎成浓汁，去渣后加红糖，趁热服，盖被发汗。

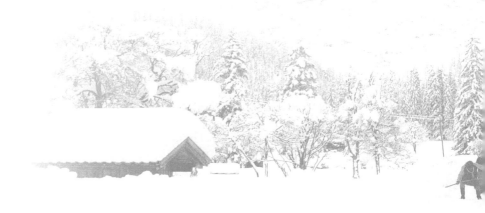

第二十一章

大雪

一年不受寒
大雪补得当

大雪是二十四节气的第21个节气，也是冬季的第3个节气，大雪时节的到来，往往伴随着雨雪的天气和一定程度的降温，这也给我们日常保养身体、预防疾病等方面带来了更多的困难，但在中医看来，大雪时节也是冬季养护身体、补充养分的大好时期，利用得当的话，反而能获取非常好的保养效果。

1 大雪节气详解

说到大雪，从字面上理解它应该比小雪更加寒冷，南方降雨，北方降雪的概率越来越高了。

《月令七十二候集解》中这样写道："**十一月节，大者，盛也，至此而雪盛矣。**"其实在二十四节气里，大雪与小雪、谷雨和雨水4

个节气，都与降水量的多少有关，所以大雪时节很多地方下着漫天的大雪。如柳宗元的《江雪》："千山鸟飞绝，万径人踪灭。孤舟蓑笠翁，独钓寒江雪。"这首诗描绘了一位戴着斗笠、穿着蓑衣的老人在下雪的江面上钓鱼的场景，展示了江南大雪时节的画面。

2 民俗

民　谚
小雪封地，大雪封河

民间有一种说法："小雪封地，大雪封河。"也就是到了大雪节气，河水开始结冰，出现了冰面，小雪的时候天气则没这么寒冷，地面上土层冻结了，但是水面并没有结冰层。民间到了这个时节就该藏冰了，什么叫"藏冰"？古代不像现在一样有空调、冰箱以及冰激凌，因此夏天防暑降温全靠冰，而"藏冰"就是指在大雪的时候取冰储藏起来。藏冰在古代约有上千年的历史，北京西城区还有一个叫冰窖口的胡同。古时候人们在结了冰的冰面上，用工具取一米见方的一块冰，可以根据结冰的情况来选择20 ~30厘米的厚度，取出冰块之后，将冰存到冰窖里，摞起来，每一层用稻草铺上，之后再把整个冰堆用稻草包裹起来。紫禁城里有5个冰窖，每个冰窖合起来大概有25000块冰。

3 大雪时节常见的健康问题及调养

大雪时节，天气愈发寒冷，寒邪便可能侵入体内，进而诱发许多慢性疾病，威胁我们的身体健康。大雪节气的时候天气寒冷、大地封藏，中医认为这个时候也到了封藏的时节。寒冷的季节带来的一定是身体各方面的不适应，比如引发心脑血管问题，这多跟寒邪有关。寒邪不可能成为心脑血管疾病的直接病因，但是绝对是诱因，所以到了冬天，医院里心血管科、脑血管科住院的病人会激增。有这么一个病例：一位老人心脏一直不好，患有慢性心衰，服用抗心衰的药一年了，到了冬天，症状反而有点加重，而且出现了肾功不好的病症，经肾病专家诊断，原来是抗心衰药物的不良作用造成了药物性肾损伤，继续发展下去，患者可能需要肾透析，但是如果停药，有利于肾功能恢复，但是心血管医生建议不能停药，由于慢性心衰患者每分钟心跳才 50 ~ 60 次，病人已经在床上躺了将近 2 年了，下地就喘，喘不过气来，病情很严重，停药很危险。患者很纠结，所以就找中医看看有没有什么办法治疗。中医治病讲究整体观念、辨证论治，整体观念就是把人看成一个整体。治疗疾病还有一个原则："急则治其标，缓则治其本。"所以他应该继续吃抗心衰的药，对于肾功能的问题最后采取了中西融合的方法，经过几个月时间的治疗，肾功能基本恢复，针对药物性的肾损伤、肾功能下降，吃了 8 个月中药后，老人能下床了，也能下楼了，而且还写了一本书。但是他的病情为什么到了冬天加重了呢？其实是由于冬天寒冷，寒造成外周血管的收缩，血管收缩会造成血压的升高，心脏的负担加重，还有老人对外界的事物和环境的调节能力比年轻人要差，血管弹性也不好，有的老年人甚至出现动脉硬化。寒冷刺激，加上年龄偏大，五脏六腑功能也都下降了，于是造成心脏的负担加重，所以导致这名心衰患者病情更加严重。

还有一个病例，一位老先生，65 岁，老伴儿搀着他一起来看大夫，大夫抬眼一看便心道这位病人肯定是肝硬化，眼睛泛黄严重，走路很慢，关键肚子很大，跟怀孕七个月差不多。大夫问："您看什么病啊？"这老先生说："肝癌、肝硬化腹水晚期。"能将病名这么准确地说出来的病人并不多，而且说到自己患肝癌时很平静的更少。大夫抬头一看，他老伴紧锁着眉头，面容痛苦，急切地问大夫："大夫，您看我老伴儿得的是肝癌吗？"大夫一看化验单、CT、核磁共振，诊断是明确的，但是这时候他心里想，患者老伴岁数也不小了，跟她老头同岁，但是她期盼的眼神好像直着说会伤害她，大夫想了想说："看这结果，您老伴儿像是肝癌。"一个"像"字给她一些希望，直接说就是肝癌对家属和患者本人都是一种恶性刺激。大夫说完后患者老伴还是流泪了。结果这位老先生说："别哭了，治病吧！大夫，您放心我就在您这儿看了，死马当成活马医，您不用有什么负担。"大夫一看，他怎么倒安慰起我来了，这种病人在临床很少见，但凡是心态好的人，治疗疾病的效果往往很好。所以大夫就说："那这样，咱们采取中西结合治疗吧！"这老先生又说："嗨！人家肿瘤医院说了，我只能活3个月，您就给我治吧！"半个月以后复诊，老先生的腹水消了一点，黄疸也下降了一些。半个月复诊一次，到了第2个月，他的腹水消了将近2/3了。大夫自己也觉得治疗效果还不错，因为对于肝癌，严格讲大夫也没办法完全治愈，但是可以适当地稳定肝硬化。到第3个月老先生没有来，大夫猜想可能是来3个月期限到了，他可能去世了！但是到了第5个月时老先生来了，看他腹部平坦，腹水没了，黄疸也消了，精神也好了许多，甚至是一个人走过来的，走路也算有劲儿了，精神面貌各方面给人的感觉状态也比较好，坐在诊桌前，大夫问患者："你来了，你老伴儿呢？"老头马上情绪低落，眼含热泪诉说了这两个月的情况。他老伴儿从发现老先生是肝癌的时候就一直精神紧张，已经半年了，天天紧张劳累，还经常哭，老先生虽然劝了多次，老伴还是因为他的病着急上火，加上她本身平时就患有高血压，过了立冬以后天气寒冷，还经常到处给他寻医问药，长此以往，导致血压更高，这种情况下老伴儿还不注意治疗，觉得老先生是第 1 位的，吃药三天打鱼两天晒网，造成了血压升高，她也不知道，突然有一天脑出血了，也就是我们平常说的中风，脑血管意外。其实脑血管意外有缺血性和出血性的，这例就是出血性脑卒中，送到医抢救过来了，但是却变成植物人，过了 1 个月，老伴就突然去世了，所以老头儿就没时间照顾自己，也一直没再来复诊，等把这个老伴的后事料理完之后，已过了两个月，才前来复诊。由这个例子我们看到，寒冷的刺激对心血管和脑血管是一样的，使得外周血管的阻力加大，就容易导致血压升高，这时候脑血管或心血管的弹性弱，老年人的调节能力又差，就造成了血管的意外。心血管科的大夫和脑血管科的大夫们的挂号单到了冬天都比其他 3 个季节要多，根本的原因就是"寒"，所以在寒冷的冬天，尤其是有心脑血管疾病的老人，更加要注意心血管疾病的发生。近年不单是老年人容易患心脑血管疾病，这类疾病的年轻患者也越来越多了，因劳累过度、长期加班、得不到充分的休息、心理压力大这几点原因，造成了很多年轻的心脑血管疾病患者。我曾经看到网络报道一个上市公司的 24 岁员工连续加班 3 个月，天天凌晨 12 点以后才能下班，突然有一天上午猝死在办公桌前。还有位 30 多岁的 IT 男，也是去世之前没有任何征兆，但也连续半年地加班熬夜，突然有一天到了上班的时间还没来，最后被发现猝死在公寓的马桶上，最后一封工作邮件在 1 点 30 分发出。从这些例子来说，中青年发病率越来越高，很多年轻人觉得自己还年轻，可能平时不注意养生保健。有这么一个病例：一个 38 岁的男士，说看胃疼，但是有时候又觉得心前区有点儿发闷，最后还说了后背有时候疼，所以医生让他先去做个检查。心脏 CT 显示患者心血管出了问题，需要及时治疗，如果不治疗，可能又是一个人间惨剧。《黄帝内经·素问·经脉别论》中一句话："**生病起于过用**"，就是说过度地使用身体，没有得到很好的调整和休息，就很容易出现突发疾病。从这点来说，中青年心脑血管疾病发病率逐年增高，因为他们忽视了压力可以造成疾病，忽视了"生病起于过用"，觉得自己还年轻必定不会出现这些老年性疾病，就是这种淡薄的健康意识，造成了中青年心血管疾病的逐年高发，所以在现代生活中人们压力越来越大的状况下，中青年其实更应该注意养生，更应该注意遵守《黄帝内经》的养生方法，来预防心脑血管疾病的发生。

在中医的理论中，大雪时节，我们对生理和心理都应该进行必要的养护，从而使身体达到更好的状态。那么良好的心态对我们的身体健康有着怎样的影响？我们又该如何去调整心态呢？心态不好可以造成很多疾病，很多人得了病以后把有限的时间消耗在无限的负性情绪当中，造成病情逐渐加重，患者做不到遵医嘱配合治疗的话，可能导致疾病越来越重，最终病入膏肓。另外有一个病例：一天，一位大概80多岁坐着轮椅的患者，由两个儿女推着来到了诊室，但是到了门口她却突然站起来走到诊桌前，走路很正常，那她为什么坐轮椅呢？大夫轻声问："您到我这儿看什么病啊？"大夫声音很轻，是为了考验这位患者的听力和大脑的反应能力，没有一秒钟，她就反应过来了："我胃不好，胃疼。"两句话得出这位患者第一思维正常，第2听力正常。大夫问她："胃不好有多长时间了？""有一个月了，胃老胀，吃不下东西。"大夫写完病历后一边号脉一边跟她聊其他。在中医临床上问诊往往有一个技巧，在跟病人交流的过程中捕捉疾病重要的内容，也就是病因，所以大夫问她："腿有什么不好吗？""没有什么不好。""那您为什么坐轮椅啊？""哦！我这俩孩子说医院人多，我又偏瘦，岁数又大，儿女怕我到时候被人挤倒摔一个骨折受罪，所以我就坐轮椅了。""诊室门口也没有门槛，您直接推进来不就行了吗？您干嘛下来啊。"老太太回答了一句话："我这是对大夫的尊重，别看我就走五步，我是对您的尊重。"这种和谐的医患关系确实值得我们称颂，这个老太太十分讲礼数，再一打量她的外表，她化了妆来的，而且还戴着手镯、戒指、项链、耳环，首饰齐全，再看看她的衣服也没有任何的皱褶，一看就是刚烫完，中式衣服非常整洁，满头银发，生活品质集一身，令人肃然起敬。大夫接着问："您多大了？""102 了。"看着像 80 多岁的人，没想到都 102 岁了。大夫好奇地问："您是怎么养生的？"老太太的回答条理清楚："100 岁之前我自己住，我有三点，第 1 个我生活有规律，晚上九点钟睡觉，坚持了差不多快 70 年了，晚上一定要保证睡眠。第二，我这心态好，没心没肺，从来不生气。第 3 点我比较好动，95 岁了还跳广场舞。"大夫又问："那您一直自己住啊。"她说："不是啊，100 岁的时候我的身体真不行了，其实我自己住以前还真不是儿女不孝，儿女都特别孝顺，老想拉我上她们家住，但是我就是不喜欢，我一个人住惯了，到了 100 岁的时候，我觉得真是不行了，决定跟小女儿在一起住，我跟他们住时提了 3 个条件：第 1 九点钟睡觉，我睡觉的时候不许再看电视，影响我睡眠。第 2 我的衣服必须自己洗，我嫌他们洗不干净，他们就拿洗衣机洗，那哪有我手洗得干净，而且我手多动点，省得我这脑子老化了痴呆了。第 3 点我每天都要吃红烧肉。""红烧肉，你吃了多少年了？""我从年轻的时候就爱吃，但是我给自己定了一条规矩，而且每天不吃多，每天中午吃，晚上不吃，每天吃 3 块，小女儿 3 个条件都答应了，我才同意跟她一起住。"老太太活到现在这个年龄，按孔子《论语》中说的叫"仁者寿"。《黄帝内经·素问·上古天真论》有中一句话可以形容这位老太太：**"能年皆度百岁，而动作不衰者，以其德全不**

危也。""年皆度百岁"就是人到了 100 岁还动作不衰的才叫养生的最高境界，现在很多老人到了老年，疾病缠身，甚至有的老年人在床上躺了十几、二十几年，虽然生命还在延续，但是生活不能自理，没有生活的品质，没有健康的保证，那就不能称作"能年皆度百岁，而动作不衰者，以其德全不危也"，但是这老太太做到了《黄帝内经》所述的内容，真正达到了养生长寿的目的。

4 大雪时节的养生要点

大雪要藏形与神，冬天进补话参类

在寒冷的大雪节气里气阴气强盛、阳气衰弱，因此在中医理论中，这一时节往往需要形与神共同保养，从而使身体达到良好的状态。"形欲动神欲静"，"形"是指我们要经常活动，因为生命在于运动，"神欲静"就是思想要安静，精神内守，才不易得病。《黄帝内经·素问·生气通天论》曰："**阴平阳秘，精神乃治**"。这句话说的是每个人要根据自己的情况选择适合自己的生活、学习和工作方式，不能过度追求，要量力而行，中医养生的最高境界就是掌握度，即阴阳平衡。到了冬天这个寒冷的季节，阴气上升，阳气下降，阳气潜藏了。到了年底年初，很多人这时候加班、熬夜，因工作的繁忙忽略了身体的调整，造成很多脑血管和心血管的意外，所以平时对这点要加以调整。形与神需共养，还包括了以下 3 个方面：①寡欲养神。清心寡欲并不代表什么都不干，而是掌握度。②怡情、养性、安神，在冬季要选择一些爱好，尽量选择比较安静的，比如琴棋书画；在这个季节还要注意养肾。③修身、养德、凝神，指的是要有好的品德，前文所说那位老太太，走进诊室以表对大夫的尊重，礼数齐全，品德高尚。

大雪节气要补。物质极其丰富的今天，很多人都在吃一些保健食品，其实中医讲了第一大补的是参类，也就是人参。

大雪节气，还要注意运动。养生根据个人的体质不同每个人的运动量不一样，我们要根据自身情况来选择适当的运动方法，适合自己的便是最好的。

5 大雪时节推荐的药食同源方

大雪时节推荐的食疗药物及方子：

（1）人参

大雪时节推荐的药食同源的中药为人参。人参是补药中的上品，以野山参最好，但是价格太贵，一般人吃不起，现在还有生晒参，属于是园参，是经人工培养的参，经过晒干后制成的，它的作用没野山参那么强，但是也有补气的作用，而且它燥性、热性也偏低，一味对大多数人都适宜的补药，价格也合理。其次是红参，蒸制以后的红参效果比较猛烈、偏热，所以有热证、实证的容易上火的人就不适合服用。还有西洋参（也叫花旗参），原产于美国、加拿大，现在中国也生产西洋参，是西洋参世界第 3 大生产国，它具有气阴双补、平补的作用，适合于大多数人食用。食用人参时有几个注意事项：人参不适合长期食用，因为长期食用它，容易造成内热，适得其反；人参的食用要因人而异，不是什么人都可以吃。有如下的病例：有一乙肝患者，女孩，18 岁，家里条件非常好，患了乙肝以后患者父亲认为任何疾病都跟免疫功能低下有关，所以让她吃西洋参加上红参，反复吃了好几个月，满脸长了青春痘，而且患者自述每天嘴里老"冒火"。补错了、补多了、补得时间长了都不利于身体的健康和发育。18 岁是生长发育的一个重要阶段，患者体质偏好，中医说这个年龄阶段还是阳盛之际，阳等同于热，如果吃的人参太多，不但没有把身体调整好，反而上火了。所以给她治疗乙肝之前先得清火，用了 2 个月时间的治疗才清掉几个月的红参和西洋参过度补给的火。所以说食用人参一定要因人而异。有 3 种人非常适合人参补养：①大病、久病之后体质偏弱的病人，其热象不重。②手术以后需恢复病人。③年龄超过 60 岁以上的老年人，因其脏腑衰败，这种情况下可以吃人参，使用人参要辨证施用。④人参最好不要在晚上用，因为它可以兴奋神经，晚上食用容易入睡困难，造成失眠就得不偿失了。⑤人参最好不要跟茶同用，茶饮会影响降低人参的疗效。

（2）当归天麻羊肉汤

当归天麻羊肉汤：当归、天麻、黑枣、红枣、莲子炖羊肉汤。《金匮要略》中有一名方叫"当归生姜羊肉汤"，具有温经散寒、健脾和胃、大补气血等功效，是千百年来冬令进补的美味佳肴。

（3）菊花蛋汤

菊花蛋汤：配方：菊花脑（甘菊的新鲜嫩芽）50 克，鸭蛋 1 颗，冰糖适量。做法：将菊花脑洗净，与打碎的鸭蛋一起拌匀，加冰糖煮汤。功效：治高血压。

冬至

养身养肾气
冬至夜最长

冬至是二十四节气的第 22 个节气，属于四时八节之一，被视为冬季的大节日。时至冬至标志着即将进入寒冷时节，在这一天北半球白昼最短，黑夜最长，意味着阴气已经到了极点。古人认为：**"阴极之至，阳气始生"**。过了冬至，白昼一天比一天长，阳气回升，是一个循环的开始，也是一个吉日。正因如此，古时百姓都把冬至当作新年一样看待，会食用饺子来庆祝，这一习俗也一直沿袭至今。

1 冬至节气详解

《月令七十二候集解》中这样写道：**"十一月中，终藏之气，至此而极也。"** 阳气到了这时候开始生，中医讲阴阳是一个交替的过程，在一年当春夏属阳，秋冬属阴；在一天当中，白天属阳，晚上属阴，而到了冬至就是阴气到了最顶峰的时候，阳气就始生了，这就是一种阴阳的交替。到了冬至这一天，夜晚是一年当中最长的一天，过了这天，白天就会一天比一天变长，夜晚逐渐缩短，这是一种季节更替、阴阳轮转的自然现象。所以到了这一天，就跟一年的开始一样，人们都把这一天如同过年一样地去庆祝。新年实际指的是阳气始生的一种愉悦的心情，也就是冬天将要过去，春天已经不远了。

2 民俗

民 俗

吃饺子 画九 拜师祭孔

《九九消寒图》中把"九"当成一个日历来记载，经历九九八十一天，冬天就过去了，这是从冬至算起，人们开始"画九""写九"，做成类似现代的日历来记述每天的雨雪天气，帮助预卜来年的丰歉。到了现代人们早已忘记了这个传统，一是由于我们现在已有了日历，日历已经记录了我们中华民族的很多重要的传统，导致了《九九消寒图》的使用价值越来越低，但是它毕竟是一段历史，是农耕时代的人们对冬至以后的天气认识历史和文化的体现。现在《九九消寒图》已经不复存在了，但是我们还保留着《九九歌》："**一九二九不出手，三九四九冰上走，五九六九沿河看柳，七九河开，八九雁来，九九加一九，耕牛遍地走。**"到了耕牛遍地走的时候，人们就知道河道也解冻了，大地也复苏了，也就是春天来临了。现在很多人还在传诵这首《九九歌》，如今它的实用价值可能也不是很高，但它曾在古老的年代里记录着冬去春来的过程。

当然冬至的民俗不单只有《九九消寒图》和《九九歌》里记载的，还有拜师祭孔。尊师重教是中华民族的传统美德，从古代开始我们一直非常重视教育，现在还有教师节这个节日来尊崇师德。古代的尊师重教礼仪的民俗与今天也有不同，在冬至这天由村里的长辈或者老人带着孩子们到老师家，要穿上新衣服，带着果脯去拜见，这既是一种仪式，也是尊师重教的行动，还有一些老师会在冬至时节带着学生去拜祭孔子，这都是尊师重教的体现。

现在人们还有一种习惯，很多地方也沿袭了这种习惯，那就是到了冬至这一天吃饺子。据传说，这跟东汉末年的中医大家张仲景相关，他著有《金匮要略》和《伤寒杂病论》两部经典著作。张仲景的医术非常高明，他在长沙做官的时候，看到很多老百姓生活在疾病的痛苦之中，经常帮助他们，经常舍药，治愈了很多人。他在告老还乡的途中，当时正值冬季，在白河岸边发现了很多人患了一个怪病，现在叫"冻伤"，很多人的两只耳朵冻得又红又肿，甚至出现冻疮流水，他看到这些非常心痛。回到家乡每天求医问药的人都有络绎不绝地前来，他一直在思考怎么解决老百姓冻伤的问题。可是并不是一个人患了冻伤，这么多患者又该怎么办呢？于是他用大锅煮药，煮了祛寒的药，还有羊肉，煮好以后把羊肉还有一些中草药捞出来剁碎，然后用面皮包成类似于现在的饺子形状，叫祛寒娇耳汤，然后分发给冻伤的老百姓。因为羊肉是偏热的，加上其他的祛寒药会使人的血液循环加速，有温里通脉、活血化瘀、散寒的作用，所以冻伤就慢慢地痊愈了。张仲景这种舍药救闵的行为受到了大家的赞赏和尊重，后来人们就沿用了这种方法，到了大年三十晚上要包饺子，大年初一早晨吃，这种民俗一直沿用到现在。但是有一点要注意，对于饺子馅料的选择是有讲头的，比如患者慢性胃病、胃溃疡，或者本身就消化不良的人，最好选择好消化的饺子馅，比

第二十二章　冬至

223

如韭菜，很多人都爱吃，它富含粗纤维，可以帮助消化，但又助阳偏热，所以很容易上火的人、胃不好的人，应尽量少吃韭菜馅的饺子。总之每个人的体质不一样，居住的环境不一样，选择的饺子馅也需要适应自己的身体，也就是中医讲的辨证施膳。

3 冬至时节常见的健康问题及调养

到了冬至时节气温通常较低，在中医看来，肾阳虚衰往往会造成人体的肾气不足，那么肾气不足会对身体产生哪些影响？它又会导致哪些疾病的发生呢？冬至关于养生防肾虚有一个病例：一位26岁女性患者，结婚两年了没有怀孕，先去看了西医，做了相关的妇科检查，结果显示一切正常。有人建议她找中医调理，她想既然没有疾病，就做一些调理，可能对怀孕很有帮助。大夫从外观面色诊察，认为这位女士一切都很正常，只是有点偏胖。中医经望闻问切四诊合参，认为她没有什么大病，五脏六腑功能正常。现在很多人怀孕之前没有任何疾病都要找中医调理调理，大夫根据已有经验，就开了中药，吃了半个月回来复诊，肚子还是没有什么动静，又开半个月的药，一个月以后第2次复诊的时候，她的先生陪她一块儿来的，一进门大夫就判定她的先生身体有恙，首先他面色发黄，没有光泽，一脸疲惫，而且头发略少，大夫就问这位先生："你平常有没有身体不舒服啊？"他回答说："工作压力比较大、比较累，腰疼、头晕、经常做梦，第2天起来也觉得身体没劲。"大夫说："我觉得这位先生的身体才需要调理，他可能有问题。"大夫为这个男士进行了诊疗，经过了几个月的治疗，他的头晕、腰疼、乏力、睡眠等症状都得到了改善，最主要的是半年以后他夫人怀孕了。从这个病例可以看出什么？电视剧，尤其是历史剧经常上演女性的不孕情节，

时节有道 二十四节气养生

往往责难女士是罪魁祸首，其实这是不对的，男性跟生育有关的诊断叫不育症，女性叫不孕症，两者都跟肾有关。男性不育其实也是肾虚造成的，也是从肾治。

有这样一个病例：一位女性患者，患有尿失禁。这女士住在北京老城区里面，两边是平房，中间是胡同，她本来就胆小，那天下班以后已经 12 点了，一个人回家，胆小还恰巧遇见了停电，不幸的是还碰见了几只流浪猫，从两边的房顶上俯冲了下来，尖叫着，吓得她仓皇逃离，回到家后洗洗就睡了，第 2 天早晨发现自己竟然尿床了。中医认为尿液的约束靠膀胱，而膀胱的约束能力靠肾，肾的气化能力强，肾气充足，膀胱的约束能力就好，尿液自然就能很正常地排泄。这也就是《黄帝内经·素问·五运行大论》中所说的"恐伤肾"，中医认为，导致疾病的原因有一类是内生的，叫"七情所伤"，喜怒忧思悲恐惊七情，怒伤肝、喜伤心、忧思伤脾、悲伤肺，当然也有人说忧也伤肺，还有恐跟惊伤肾，当然七情所伤一定有一个特殊的时间段和原因。突然间大的精神刺激、挫折，可以诱发精神疾病，造成一些突发性的疾病，这位女士就是突然的惊恐造成了肾气不足，膀胱约束能力下降，进而出现了尿失禁。

在临床上还有这么一个病例：一个 75 岁老太太，看着身体健康，但却患有尿失禁。大夫问她："你什么情况下容易这样？是白天还是晚上啊？"她说："晚上就夜尿多，每天夜里起来三次，关键是白天受不了，哪儿都不敢去，我腿挺好，也没慢性病，但是就是不敢旅游，一旅游老找不着厕所呀！"大夫又问："那什么情况下发生的次数比较多呢？"她说："我着急的时候，追公交车的时候，还有寒冷的季节，就是冬天犯病多。"因为寒冷刺激，寒主收引，血管一收缩就更容易造成尿失禁了，我们健康人到了冬天也容易上厕所，这种情况的女士其实非常多，年龄越大越多。针对这类疾病，应从从肾的角度来治。以上这几个例子，都是因为肾气不足造成。

还有这么一个病例：一位男士，他觉得自己肾虚，年仅30岁就脱发谢顶。他说："大夫，人家看我头发少，都说我肾虚，你看看我到底肾虚不虚啊？"大夫说："你腰疼吗？""不疼""夜尿多吗？""不多。""平常乏力吗？""没有""你平时感觉会有头晕或者什么不舒服的吗？""都没有，就是头发少"。大夫说："平常掉的多吗？""也不多。"大夫通过四诊合参望闻问切以后，就问了他一个问题："你父亲是不是也谢顶？"他说："没错，我父亲不到40岁的时候就谢顶得比较厉害了。""你今年多大？""30岁，我比我父亲稍微早了几年，因为我做IT，每天在电脑前工作，那是有辐射的，还有我们经常加班，休息也不太好。"从整体来看，患者的症状不属于中医讲的肾虚，虽然头发少，但是它跟遗传有关。如果说有肾虚，一定是有原因或者有一些症状的。第1位男性不育症是属于肾阴不足，阴始物质，他功能正常但是物质不足。第2位女性患者和那位老太太，她们俩更多是肾阳气不足，气化不好，膀胱约束能力差。当然有时候阴阳很难区分，可能既有肾阴虚又肾阳虚，只是要清楚以哪个为主。

从上述3个病例来说，既有肾阴也有肾阳的问题。中医认为："肾为先天之本，人体的阳气根源在于肾。"冬天因为寒邪，可以造成一些疾病，肾虚病人的症状也相对加重或出现肾虚的概率也会增高，这是因为中医认为冬天对应人体的肾，寒冷的天气也容易伤肾，因为人体阳气的根源是肾。所以人们经常说这小伙子火气挺壮，这种火气壮是肾中阳气充足的表现。

到了冬天要防寒保暖，养肾很重要。因为到了冬天，首先要藏肾精，中医讲的肾的功能有以下几个方面：第一，肾主藏精。"精"包括了先天之精和后天之精，先天之精是父母遗传所留，参与了人体生长、发育、衰老的全过程，所以中医老说肾为先天之本，也就是说只要肾气好，人的一生无论是生殖、发育、衰老都会很正常，所以未老先衰也是肾气不足，肾精不足，而生育能力差，也是肾精有问题，所以说先天之精非常重要。而后天之精是水谷精微所化生，是食物中的营养物质转化的，后天之精可以滋养我们的先天之精，二者关系很密切。第二，肾主骨，骨骼的生长发育跟肾有关系。有这么一个病例：一个五岁小孩，长得特别矮，身高、体重不达标，偏瘦，可是检查微量元素、营养方面都很正常，平时营养补充也很充分，生活起居也没有什么其他异常。其实这个小孩实则为脾肾不足，脾为后天之本，肾为先天之本，肌肉骨骼的发育跟脾肾有关。肾主骨，脾主肌肉四肢，针对这个小孩，可以选择健脾补肾的治疗方法，经过一段时间的治疗，他的肌肉丰满了，体重也提高了，骨骼发育也良好，当然他的生活习惯也进行了进一步的改善，增强了室外的活动，所以这小孩半年以后长了 4 厘米，胖了 2.5 千克。第三，肾主水，很多人早晨起床发现自己的眼睛肿了，或者下肢出现浮肿，多以为自己肾功能出了问题。中医讲人体的水液代谢有 3 个脏腑参与：①肾主水，排在第 1 位最重要；②肺有通调水道的作用，通调水道当然也跟水液代谢相关；③脾主运化，运化包括了水湿的运化，所以浮肿跟这 3 个都有关系，当然主要是肾。第四，肾开窍于耳，其华在发。听力下降了，出现耳鸣耳聋了，我们从肾治。还有经常掉头发，脱发比较严重，未老头发全白了，也从肾治，当然中医有人说血热，有人说肾虚，当然不管怎么解释都是应该辨证论治，但是与肾定有很大的关系。

4 冬至时节的养生要点

冬至养生防肾虚

冬至时节阴寒之气往往会侵入体内，从而对我们的肾脏造成影响，使人们产生多种疾病。到了冬至的时候，养生应该防肾虚。

第一，养肾保暖要藏精。注意藏精，尤其是先天之精，要注意封藏，冬天万物封藏，动植物都冬眠了，可是有些人非得劳作，消耗自己的身体，比如经常加班，经常熬夜，生活没有规律，这些都不利于养肾，所以说养肾首先要保护先天之精，最主要的是要做到生活规律、不熬夜、养精蓄锐、养肾防寒来养护肾精。要做到这些，先要了解肾阴、肾阳的问题。老说肾虚，得区分到底是肾阴虚还是肾阳虚。其实肾阴虚，刚才说了物质是阴，功能属阳，肾阴虚更多是物质不足了，所以表现是头晕、腰膝酸软、乏力、心烦、手脚心热，也叫"五心烦热"。肾阴虚在日常生活中非常多见，而这种患者偏瘦的相对多一点，而且性格比较急。阴虚生内热，阳虚生外寒。而肾阴虚，可以用六味地黄丸来调理。说起六味地黄丸的"身世"，不见得所有人都知道，中医儿科的鼻祖钱乙在宋代写了一本书叫《小儿药证直诀》，在这本书里，有一个方剂地黄丸，现在虽然加了2个字，但是学中医的人都知道这是由六味中药组成了地黄丸。"地八山山四，丹苓泽泻三"，这就是其组成配方，当时用来治疗小儿发育迟缓、囟门不闭。中医认为肾主骨，肾阴不足、肾气不足都可以从肾的角度来治疗。近现代，人们发现六味地黄丸有补肾阴、补肾虚效果，现代研究还发现，它能提高人体免疫功能，平常容易感冒的人也可以用它，还有头发早白，腰疼、头晕、乏力、记忆力减退等属肾阴虚的都可以使用六味地黄丸，但是我们一定要辨证用药，属肾阴虚的病人才可以使用六味地黄丸。第二是肾阳虚，肾阳虚的表现跟肾阴虚不一样，它也有腰膝酸软、乏力、头晕、头部不适等症状，但是它与肾阴虚的最主要的区别是有手脚冰凉的症状，中医讲"阳气不达四末"，即为肾阳虚。针对肾阳虚，可以使用金匮肾气丸来进行治疗，金匮肾气丸在六味地黄丸基础上加了附子、肉桂，这两味药补阳、助阳且偏热。但是六味地黄丸、金匮肾气丸都要在医生的指导下使用，中医讲究辨证论治，用药配方很严谨，用药需对证，否则身体会出现一些不良反应，所以从这点来说，想治病一定要找大夫，中医大夫通过诊疗以后才能判断你适合不适合吃这些中成药。

第二，保证睡眠要晚起，到了冬至保证睡眠很重要。很多人肾气不足都跟劳累过度有关，冬天加班加点的事情多，尤其是冬至、年初，年底、年初是中国人最忙的时候，又快过春节了，家里也忙着置办年货，睡眠不足的人特别多，保证睡眠很重要。晚上11点之前睡觉最好，如果做不到，长此下去发黑眼圈，经常有女士抱怨说黑眼圈做美容、做面膜，做这做那都没什么效果，其实最主要的原因是睡眠不足导致皮肤没有得到充足的代谢，睡眠对于皮肤保持靓丽确实有帮助，对于消除黑眼圈也有帮助。所以不论是男性、女性，出现黑眼圈，不能都确定地说是肝出现了问题，有时与肾其实也有关系。

第三，养生保暖要护脚。脚是人体的最远端，直接接触着地面，中医有句话："寒从足底生"，如果脚底下经常受凉，那对于人体的阳气会造成损伤，因为远端阳气本来就不足，从方位来讲下属阴，上为阳，冬天为阴，夏天为阳，而冬至也属阴，两个阴，女性还属阴，就是三阴相加，很多女孩到了冬天穿得还很少，有时穿的鞋也不保暖，这些都不利于护脚。其实下肢更要注重保暖，穿比较合脚的鞋，也能有御寒的作用，穿的袜子也要适合，要穿棉制、偏厚的、保暖作用比较好的袜子，每天晚上还可以适当用温水泡脚。其实泡脚也有学问，每天泡的时候建议尽量用桶，不用盆，连小腿一块泡，因为 50～60 ℃的水温泡一会儿就会出汗，微微汗出是最好的效果，既能促进远端的血液循环，又有驱寒的作用，对于保护下肢的功能起到了很好的作用。

5 冬至时节推荐的药食同源方

冬至时节推荐的食疗药物及方子：

（1）枸杞

药食同源在冬至不得不讲到枸杞。一提到枸杞，很多人都知道，它可以用来滋补肝肾，有人甚至说枸杞是抗衰老药，它有将近 2000 年的历史。李时珍《本草纲目》曾经写道：**"枸杞，二树名，此物棘如枸之刺，茎如杞之条，故坚明之。"** 古代医学家不仅对枸杞大为赞赏，认为它是强身健体、补肾养肝的最主要的药，而且认为枸杞非常实用，因为它味道酸甜，基本上人人都可以接受，不像很多中药入口那么苦。

（2）当归枸杞炖羊肉

推荐女士食用最好，因为当归是补血良药，枸杞则肝、肾都补，另外羊肉性温热，所以这个食疗方子更多用于肾阴虚，需要补物质、补血的人，血液是物质，所以说其补血可能更好。

（3）天麻肉桂枸杞饮

天麻肉桂枸杞饮的组成：枸杞、天麻、肉桂、红枣；该方可温阳醒脑，调理气血。

第二十三章

小寒

　　小寒是二十四节气中的第 23 个节气，也是冬季的第 5 个节气，俗话说："小寒大寒，冻成冰团"。小寒节气正值"三九"隆冬前后，冷气积久，土壤冻结，河流冰封，寒霜覆盖。因此，小寒节气的到来，也意味着我国气候进入一年中最寒冷的阶段。凛冽的寒冬往往会导致人体免疫力下降，诱发或加重各种病症。

1 小寒节气详解

　　《月令七十二候集解》中这样写道："十二月节，月初寒尚小。故云：月半则大矣。"前文"十二月节，月初寒尚小"指的是小寒，"故云：月半则大矣"则是说再过半个月就要到大寒了。从字面上理解，说得是小寒比大寒寒冷的程度要低，但现实生活中不是这样，近些年往往小寒的寒冷的程度比大寒要严重。

2 民俗

民　俗

花信风、喝腊八粥、泡腊八蒜

到了小寒节气，民俗和文化的传承中有"花信风"，即应花而来的风。从小寒到谷雨 8 个节气，每 5 天为一候，一共是 24 候，就是每一候应季要开一种花。小寒时节开的花有：梅花、山茶、水仙。在小寒这个节气，这 3 种花先后都会开放，可能有人认为梅花、山茶、水仙三者的花期，在南北方有一定差异。但是实际开花的时期基本上都在小寒的节气里。

小寒节气，很多家庭都会喝腊八粥，泡腊八蒜。腊八粥在北方可能食用得更多。腊八粥烹制时人们会选择适合自己的五谷杂粮和一些坚果、果脯，然后将约 8 种食材熬煮在一起，即为腊八粥。腊八粥里使用的五谷杂粮比较多，受到很多老人的喜欢。接着介绍一下腊八蒜，很多北方人都爱泡腊八蒜，蒜是一种很好的食材，有温中健胃、消食理气的功能，老百姓喜欢的药食同源的食材中，葱姜蒜都是中药，我们建议每天要吃一点蒜，其可以杀菌、预防疾病，还可以延缓衰老。将腊八蒜用醋浸泡，很多人说醋有软化血管的作用，其实按中医讲醋有散瘀止血、解毒杀虫的作用，胃酸过多的人应该少吃，虚火上炎、口舌生疮、上火的人也不应该食用，因为辛辣的食物对于易上火体质的人并不适宜。所以中医讲，每一种食物即使功效再好也要因人而异，不是每个人都适宜。

3 小寒时节常见的健康问题及调养

俗话说"冷在三九",而三九恰好就包含在小寒节气内,可以说小寒是全年二十四节气中最冷的节气了,有"小寒胜大寒"之说。在这个时候,寒邪往往会诱发或加剧腰酸、背痛、膝盖疼痛等关节疾病,除此之外寒邪还会诱发人体的一些疾病。

小寒是一年中最冷的季节,而天气寒冷会造成关节病的高发,有这么一个病例:一位女性患者,平日里穿着很时尚,下身经常穿丝袜。可是在零下十几度的小寒节气里,天气这么冷,她依然衣着单薄,她说:"大夫,我两个膝盖疼,我就这两年一到冬天越冷越疼,而且平常特怕凉。"大夫问:"那你今天疼吗?"她答道:"疼啊!"大概了解了她的病史后,大夫问:"你这种情况都有两年了,但是你穿裙子有多少年了?"她回答道:"女孩儿都爱美呗!从20多岁我大学毕业参加工作,在外企要求穿职业女装,从那时候一年四季都穿裙子,几乎都没穿过裤子。"医生问:"你冬天也穿吗?"她说:"我也穿"。大夫又问:"你穿的时候不觉得冷吗?"她答:"也觉得冷,所以你看我这外边不穿着长羽绒服嘛。"到了冬天防寒保暖最重要,而且关于她的关节的疼痛症状,经西医学检查,既不是风湿,也不是类风湿,属于中医的痹症。《黄帝内经·素问·痹论》篇说:**"风寒湿三气杂至,合而为痹也"**。痹症就是冬天好发的疾病,尤其是在较寒冷的地区,零下几十摄氏度的东北、新疆痹症发生率更高。这时候也许很多人会提出质疑,为什么很多年轻女性在寒冷的冬天经常穿裙子,但并没有突发关节性的疾病呢?很多疾病并不是当时违背了自然规律就会发病。疾病都有因果关系,《黄帝内经》中说女性在35岁是生命的最高峰,如果在35岁之前,做的违背养生规律的事太多，到了 35 岁以后疾病才会显现，如果 35 岁之前的养生工作做得很好，可能 35 岁以后许多病就不会发生。我们通过养生可以避免很多疾病，所以平时要保持良好的生活习惯。《黄帝内经》最主要的养生原则叫顺应自然。到了冬天，本来寒邪侵扰严重，这时候还不注意保暖，那就违背了自然的规律，这样就很容易造成疾病。可能有人会在这件事情上较真，说"你看国外，加拿大、日本，还有很多寒冷地区的外国人，她们穿裙子怎么就没事，中国人穿就是违背了自然的规律呢？"其实不然，我也问过一些外国的友人，甚至去过有些地区，问他们冬天在零下十几摄氏度，甚至零下二十几摄氏度，这些女性穿裙子难道关节不会出事吗？外国人回答也会出现类似于中国的关节疼痛。这个例子说明冬天这个季节容易出现关节问题，因此一定要注意保暖。

有一点需要强调，大家千万不要认为关节疾病都是寒惹的祸，其实关节尤其是膝盖、脚踝的关节疾病往往跟患者的年龄、生活方式和有不良习惯也有关，寒冷只是一个诱因，能够引起关节疾病的复发或加重，而不是绝对的致病因素，所以不要偷换概念地理解为关节病仅是由于寒造成的。五年前，我父亲的两个膝盖一下楼就有点儿吃力，按俗话有点"打软"。骨科大夫说是由于提前发生了髌骨软化的老年病，他说："病情基本上就这样了，适当注意，延缓病情发展就行了。"但是对于我来说，父亲人生的很多愿望还没有实现，他喜欢旅游。我觉得不能就这么放弃，作为学中医的人，我想通过关节的保暖来试一试能否改善父亲的病情。每年的深秋，立冬之前，我就让父亲开始穿秋裤，在很多人都没穿之前，他就开始穿了，基本上比别人穿秋裤早两周。到了春天，很多人都早就脱秋裤了，我让他再多穿 2 周。这样早穿 2 周，多穿 2 周，连续了 3 年，第 4 年父亲发现他下楼时关节没什么异样的感觉了，也没有了像 3 年前一样一下楼就发软的感觉。这个例子说明了关节保暖的重要性，良好的生活习惯也很重要。综上所述，我们不要过多地强调寒邪造成了关节疾病，寒邪只是诱发因素，关节的疾病很多在一年四季都可以发生，而不是只在严寒的小寒节气。

在这里特殊说明一下，最近这些年很多年轻女孩经常发生痛经，但其病因却不一。当然西医学解释的原因很多，若用中医来解释，其中也有寒的因素。病例：一个22岁的女孩，痛经大概有5～6年了，每次来月经的时候，甚至需要吃3片止疼片才能度过生理期。医生当时询问了这个女孩的生活习惯，她自述自己特别爱吃冰激凌，一年四季都吃凉的食物，只要想吃就吃，尤其是在冬天，外边天气寒冷，内里再吃点凉的东西，内外皆寒。而寒主收引，寒凝气滞，气滞血瘀，造成气血不和，经络不通，进而导致患者痛经严重。所以这名患者因为寒邪和饮食不当、生活习惯不好造成痛经，在小寒尤为明显。辨证来说，中医多用温中散寒的方法治疗。上述病例只是个案，不能说所有的痛经都是因为寒引起的。这里需要强调的是，不能说寒造成的疾病只有在小寒节气才能见到，也不能说只是在冬天可以见到，而要根据每个人的情况来具体分析。

4 小寒时节的养生要点

藏关节、早卧晚起、以待日光

冬三月里，天寒地冻，万物封藏，对于人体来说，冬季亦是养精蓄锐、休养生息的最佳时段。中医所讲的"冬主收藏"中的"藏"究竟是什么？小寒节气中人们防寒保暖，应该注意哪些要素呢？小寒是一年中最冷的时节，小寒时节我们应该如何养生呢？一

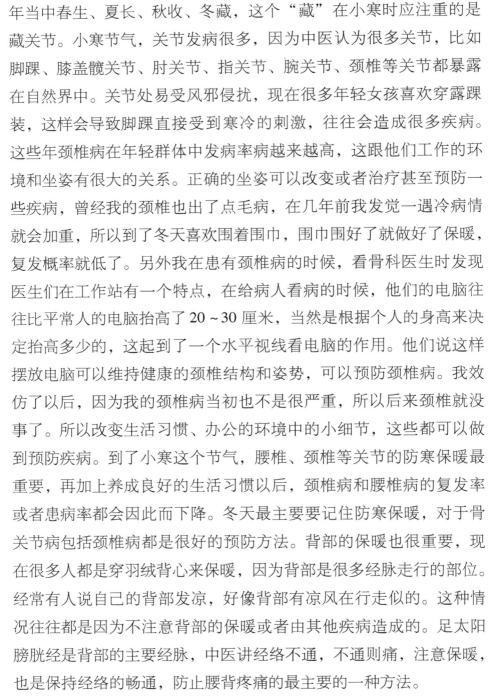

年当中春生、夏长、秋收、冬藏，这个"藏"在小寒时应注重的是藏关节。小寒节气，关节发病很多，因为中医认为很多关节，比如脚踝、膝盖髋关节、肘关节、指关节、腕关节、颈椎等关节都暴露在自然界中。关节处易受风邪侵扰，现在很多年轻女孩喜欢穿露踝装，这样会导致脚踝直接受到寒冷的刺激，往往会造成很多疾病。这些年颈椎病在年轻群体中发病率病越来越高，这跟他们工作的环境和坐姿有很大的关系。正确的坐姿可以改变或者治疗甚至预防一些疾病，曾经我的颈椎也出了点毛病，在几年前我发觉一遇冷病情就会加重，所以到了冬天喜欢围着围巾，围巾围好了就做好了保暖，复发概率就低了。另外我在患有颈椎病的时候，看骨科医生时发现医生们在工作站有一个特点，在给病人看病的时候，他们的电脑往往比平常人的电脑抬高了20~30厘米，当然是根据个人的身高来决定抬高多少的，这起到了一个水平视线看电脑的作用。他们说这样摆放电脑可以维持健康的颈椎结构和姿势，可以预防颈椎病。我效仿了以后，因为我的颈椎病当初也不是很严重，所以后来颈椎就没事了。所以改变生活习惯、办公的环境中的小细节，这些都可以做到预防疾病。到了小寒这个节气，腰椎、颈椎等关节的防寒保暖最重要，再加上养成良好的生活习惯以后，颈椎病和腰椎病的复发率或者患病率都会因此而下降。冬天最主要要记住防寒保暖，对于骨关节病包括颈椎病都是很好的预防方法。背部的保暖也很重要，现在很多人都是穿羽绒背心来保暖，因为背部是很多经脉走行的部位。经常有人说自己的背部发凉，好像背部有凉风在行走似的。这种情况往往都是因为不注意背部的保暖或者由其他疾病造成的。足太阳膀胱经是背部的主要经脉，中医讲经络不通，不通则痛，注意保暖，也是保持经络的畅通，防止腰背疼痛的最主要的一种方法。

小寒节气，防寒保暖最重要。防寒，不仅是身体的防寒，还有饮食方面，可以适当地多吃一些补肾的食物。在这里特别推荐坚果，如板栗、松子、核桃、腰果等，坚果大部分都是植物的种子，它们有的油脂偏高，但是绝大多数坚果都含有不饱和脂肪酸，不会增加血脂，可以适当多吃，但是如果每天吃一两斤，那就容易上火了。这些温热的坚果都可以御寒，最主要的是它们还可以补肾，如核桃和板栗补肾的效果都非常好。冬天防寒保暖要补肾，中医讲肾主骨生髓，通于脑，其华在发，所以多吃一些坚果对身体非常有利。当然，蔬菜水果也不可少，要营养均衡，也要吃得健康，比如大白菜和萝卜在冬天尽量不要凉拌着吃，要吃热的，它可以防止上火。冬天易上火是因为北方室内有暖气，温度偏高，因外面天气寒冷而吃的食物过热引起，所以为了阴阳的平衡，要在补的情况下又不上火，御寒的情况下又能保证胃肠的消化，这就是饮食养生的目的。从这点来说，我们吃的食物营养要均衡，这样才能防寒而又不至于上火。

小寒节气的保暖应该注意下以下这句话：**小寒节气养生藏关节，防寒保暖是关键，饮食温热御寒邪，早卧晚起待日光**。小寒时节寒风凛冽，白雪纷飞，受到气温的影响，人们往往会产生精神萎靡不振的状态，再加上冬季人们的户外活动减少，因此容易导致情绪低落，郁郁寡欢。小寒时节养生时需要我们早卧晚起，以待日光，自然界送给人类最好的礼物就是阳光，而冬天的太阳光更是可贵，因为到了小寒阴寒之极，阴需要阳来中和。中医讲的阴阳的动态平衡就是人体健康的基础，阴阳的偏盛偏衰就是疾病产生的原因。如果没有自然界的阳光，就会造成我们身体上阴寒之气过旺，不利于身体的健康。

在过去，冬天阳光明媚的时候，空闲时很多人会拿张小马扎，穿着棉衣在太阳充足的地方，闭着眼晒太阳。过去我也觉得很奇怪，为什么这时候要晒太阳呢？其实仔细想一想不难理解，晒太阳既可以呼吸新鲜空气，又可以与大自然密切接触，而且在阳光充足的条件下，晒太阳既可以补钙，又可以补充阳气，利于身体的阴阳平衡。现在的人，尤其城市里的人，室内活动太多，而室外活动太少，因此享受大自然、顺应自然的养生就做得不到位了，尤其是冬天。《黄帝内经》有言："必待日光"，也就是我们应该尽量多晒太阳，当然要排除一些对紫外线过敏的皮肤病人，没有任何皮肤过敏或疾病的人，应多晒太阳，这是一种非常好的养生方法。对于早卧晚起，到了小寒，《黄帝内经》建议人们可以"睡懒觉"，但这个"懒觉"是指我们到了太阳出来的时候，一定要起床了。但是对于现在的上班族来说，这很难做到，所以在做不到的情况下，建议做到早睡早起，这也是顺应自然的养生方法。我们一定要遵守《黄帝内经》中的这些养生原则，这样就可以预防许多季节性疾病，就能使身体越来越好。

5 小寒时节推荐的药食同源方

小寒时节推荐的食疗药物及方子：

（1）黄芪

在小寒节气，药食同源推荐黄芪。黄芪是一味在临床中经常用到的中药，治疗疾病的效果非常好，其不但有补气的作用，还有保肝和促进人体代谢、止汗、提高人体免疫功能的作用。李时珍的《本草纲目》曰其："耆，长也，黄耆色黄，为补药之长，故名。"黄芪的功效非常多，调理亚健康用黄芪，治疗肝硬化也用黄芪，因为它可以提高人体的正气，也就是抵抗力，比如到了冬天流感、普通感冒高发的季节，用黄芪来预防一些感冒、呼吸道疾病，也能达到很好的效果。当然这需要辨证，没有热相的，经常容易感冒的人，最近又没有上火的病症表现，没有慢性病，就可以用黄芪煮点水喝，来预防冬天的呼吸道疾病，效果还是不错的。黄芪不但是一味很好的扶助正气、益气驱邪、保肝护肝的中药，还有抗衰老的作用，它和枸杞都是在延年益寿、抗衰老这方面有卓越功效的中药。老百姓经常会说"常喝黄芪水，防病保健康"，这句话确实有一定道理。当然我们要根据自身的情况来饮用，即使我们现在不上火，但喝黄芪水的时间过长就或造成上火，这时候就要减量或者不喝了，因此要根据自己的体质情况和身体当时的状况选择性地饮用黄芪水。

（2）黄芪牛肉汤

小寒季节推荐的药膳叫黄芪牛肉汤。黄芪牛肉汤中添加了牛肉，既可以补血又可以御寒，它是偏温热的，加上补气的黄芪，就可以达到补血、补气，气血双补的目的，它是一个很好的食疗方。这个方子对于热相不重、没有内热、非实证的人比较适宜，虚证、消化功能比较正常的人也适宜。

（3）党参黄芪补气汤

党参黄芪补气汤：党参、黄芪、肉苁蓉、陈皮、去核红枣。党参：补中，益气，生津。可治脾胃虚弱，缓解气血两亏，体倦无力的症状。肉苁蓉归肾、大肠经，补肾阳、益精血、润肠道。陈皮归肺、脾经，理气健脾，燥湿化痰。

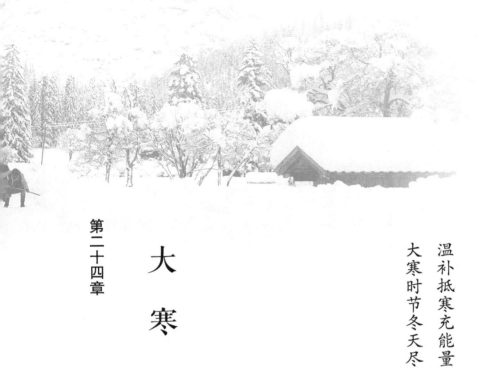

第二十四章

大寒

温补抵寒充能量
大寒时节冬天尽

大寒是二十四节气中的最后一个节气，与立春相交接，俗话说："小寒大寒，无风自寒"，此时天寒地冻，万物敛藏，我国北方地区风大低温，地面积雪不化，冰冻三尺。而受冷空气影响的南方地区也逐渐开始降雪。正所谓冬去春来，大寒一到，新一年的节气即将轮回。气候的转变使得防寒保暖变得尤为重要。冬春交替之际的大寒节气，人体容易诱发哪些疾病？为了迎接即将到来的季节变化，减少人体负担，我们又应该如何科学进补呢？

1 大寒节气详解

《月令七十二候集解》中这样写道："十二月节，月初寒尚小。

故云：**月半则大矣。**"小寒过半个月，就是大寒了，代表冬天的尾声来了。

2 民俗

在这个节气，民间有这种说法："大寒大寒，防风御寒；早喝人参黄芪酒，晚服杞菊地黄丸。"

中医认为人参、黄芪大补元气，但是不是每个人都可以喝，我们经常说中医的保健食品、药酒要分人来饮之。比如说人参比较贵，很多人喝不起，我们可以用生晒参和黄芪来代替，但是古人更多的是用野山参。这种药酒往往是大补之品，对于很容易上火的人就尤其不适宜，但是对于体质太弱的人也不适宜，中医有一句话叫"虚不受补"，所以中医的很多食疗方法还需要有辨证的思维。再说杞菊地黄丸，为枸杞子和菊花加上地黄，对眼睛疾病的治疗效果比较好。处于互联网时代的我们，很多人办公都需要电脑，平常又都是低头看手机，因此很多人出现了眼部的疾患，《黄帝内经》也说：**"五劳所伤，久视伤血"**，使用眼睛过度很容易伤肝血，用杞菊地黄丸就可以改善这些症状，菊花清肝明目，枸杞子滋补肝肾，所以针对眼疾，如视物模糊、眼睛干涩、迎风流泪，都可以用杞菊地黄丸治疗。这句民间的俗语，我们可以将它解释为：如果是气虚比较明显的人，手脚冰凉，属于阳虚的人，可以喝人参黄芪酒，但是需注意一点，各类型肝病的人，不能喝酒。所以不能因为人参可以补气、增强抵抗力就冒然饮用，在临床上有酒精依赖的人，也不能喝。杞菊地黄丸适用于肾阴虚以及具有眼睛视物模糊、干涩、迎风流泪这些肝阴虚表现的患者，可以吃杞菊地黄丸来预防和辅助治疗。当然，这些养生方在每个季节都可以吃，不一定是在大寒时节，而且一定要在医生的指导下使用。

到了大寒这个节气，民间有一种说法：**"腊月二十五，推磨磨豆腐。"** 每个人都吃过豆腐，它有南北方之分，北方用卤水点豆腐，南方则用石膏，其实两者的区别就是含水量的多少有差异。南豆腐偏软，北豆腐偏硬韧性比较好。豆腐是一种人们很喜爱的食材，尤其是老年人，因为对于牙齿不好的人来说豆腐不需要咀嚼，胃肠不好的人也觉得好消化。中医认为，豆腐有益气和中、生津润燥、清热下火的作用。从食物的属性来说豆腐是偏凉的，因此豆腐对于绝大多数人都是适宜的，甚至一年四季都适宜。但是有一类人不合适吃它，那就是嘌呤高的痛风病人。这几年我们经常看到，很多男士因过多的喝酒应酬造成了痛风，嘌呤代谢异常，在这种情况下，因豆腐含嘌呤比较高，就不适合这类人群食用。再者，就是脾胃虚寒的人，因为他们的肠胃消化功能不好，到了冬天豆腐容易造成腹泻的次数增多，所以这类人也不适合吃豆腐。关于豆腐在民间的说法，我们要辨证地对待，偏热相的、胃肠比较好的、又没有痛风的人，绝大多数都适用。建议食用经加热的豆腐，凉拌豆腐不适合冬天人们脾胃的养护，但夏天可以适量食用。

到了大寒，距离正月也就是过年的日子就不远了，迎新年又是一个民俗，人们在这时候开始采集年货、贴春联、走亲访友，流露出迎新年的气象，所以人们特别喜欢大年初一之前的这些日子，因为有一种过年的企盼，就可以歇息了，也可以与家人团聚，释放精神压力，生活也变得从容。

3 大寒时节常见的健康问题及调养

说到冬天的最后一个节气，大寒，我们应该预防什么病呢？在这个节气里要讲讲胃肠系统疾病，寒气可以诱发或加重胃肠疾病，并不是说这个病只有大寒时节才会发生，一年四季都可能出现这类疾病，因为寒可以造就一类特殊体质的人，或易发一类疾病的人，可以诱发疾病。

病例1：一个8岁的小男孩，因肚子疼来看中医，患儿最先看了西医，西医诊断为肠痉挛，而中医辨证为脾胃虚寒。这个患儿有一个很大的特性，喜欢吃凉。中医对儿童的生长发育有自己独特的解释。小孩具有"纯阳之体"，中医认为，任何事物都有阴和阳，只有小孩特别，称之为"纯阳之体"。《黄帝内经》中说小孩由于是"纯阳之体"，多热症，喜欢吃凉的是其生理的特点，小孩处于生长发育比较旺盛的阶段，一回到家，很多小孩就爱脱了袜子，光着脚在水泥地上跑，摸着脚是凉的，但他却不觉得冷，因为他有纯阳之体，喜欢吃凉也是一大特点。但是小孩"脏腑娇嫩，形气未充"，小孩五脏六腑娇嫩，类似于温室里的花朵，经受不了寒暑对它的影响。"形气未充"指的是身体形体还没有发育成熟，还没长大。另外，小孩的脾常不足，中医讲的脾跟现代医学的脾不是一个概念，现代医学的脾指的是一个解剖学概念，中医讲的脾则为后天之本。很多小孩在生长发育的过程中脾常不足，脾虚是常态，有的是生理性的，可以自我调整，有的是病理性的，需要中医调理或者治疗。所以小儿脾虚不代表有病，而可能是在生长发育过程中的一种生理或病理现象。这个患儿因为饮食寒凉过度而造成疾病，所以饮食讲究适度。那什么叫适度？一年四季春夏秋冬，春夏和秋我们吃点寒凉的东西，可以说是适度的，尤其是夏天吃寒凉的饮食可以防暑降温。但是这个小孩到了冬天再吃寒冷的冰激凌、喝冰镇饮料就是过度的饮食行为了。其次是量的问题，现在的城市家庭里孩子相对少，家庭环境又好，物质也极大丰富，所以吃寒凉的东西往往过多，冰箱里一年四季都有冰棍，下雪了第一件事情先吃冰激凌，这种饮食习惯就"过"了。中医养生要掌握度，可以吃寒凉的东西，但得看每个人的体质，而吃的量还得看每个人当时所处的环境。当然小孩的病很难治的原因也包括其叙述不太准确，与之交流比较困难，比如说问起很多患儿哪里不舒服，他只会说肚子疼，却难以言明具体疼的部位。而对于小孩这种腹部疼痛的症状，我们要判断是胃部还是腹部，一定要先排除急腹症，他叙述得准确就可找出病因，叙述不清楚的，则一定要查明病因。所以小孩的这种肠痉挛的肚子疼以脐周附近为主，大便可能是正常的，饮食也是正常的，但是他有平常爱吃寒凉食物的习惯。所以这个小孩出现的多是胃肠道的疾病，是因为寒主收引，而经络气血不通，不通则痛造成了胃肠系统的肠痉挛。

　　大寒节气，防寒保暖是养生的一条主线，中医认为在这一时期寒邪会导致人体很多胃肠疾病的发生，如果这时不能有效地预防寒邪，不重视保暖工作，就很容易造成胃肠疾病的加重。那么大寒节气中，我们应该如何保护好我们的肠胃呢？人们往往认为冬季饮酒可以御寒，然而过度饮酒，反而会对人体造成伤害。饮食不当同样可以造成胃肠的疾病，不仅仅是自然界的寒凉会造成腹痛、消化不良、脾胃虚寒的症状。有这样一个病例：一对夫妻，男性 26 岁，女性 24 岁，夫人陪着先生来看胃疼，正好是过了小寒即将大寒的时候。这位患者胃疼并伴有腹胀的症状，平时喜欢喝热的，而且手习惯性地按着腹部，中医讲叫喜按。喜欢热的东西多是因为寒引起的。男性的胃肠疾病，多是吃喝无度、暴饮暴食造成的，而女性的胃疼，大多是因生气造成。大致了解了这位患者的病史，发现这小伙子日常是北方人的饮食习惯，在家吃得最多的是的炒菜、米饭、饺子、面条等。胃疼大概有 3 周的时间，之前也没有慢性胃病。患者自己也不知最近胃疼的病因，但是据其回忆这 3 周的饮食，发现他这 3 周一直在喝其夫人每天早晨给他榨的新鲜苦瓜汁，在差不多一个月前他口臭特别厉害，而且口腔有小的溃疡，他的夫人就想用生苦瓜榨汁的食疗方法给他祛火。先不说口臭的病因，至少它这个道理是对的，因为口臭往往是心火、胃火引起的，尤其是胃火，这位患者应该是由胃肠道积食造成的。作为试验，3 周前喝了第 1 杯以后，确实好了一些，第 2 天又做了一杯，喝完了又好了一些，第 3 天口臭确实没了。为了巩固疗效，他夫人就天天给他榨，他天天空腹喝苦瓜汁，喝了 3 周左右的时间。医生问这小伙子："你喝完了舒服吗？""不舒服，又凉又胀"他说，"我看她挺辛苦的，这么心疼我，我不能因为胃不舒服就不喝了，关键我也没想到是因为喝这个会造成疾病。"这个病例告诉我们食疗要掌握原则，苦瓜寒凉，夏天吃是为了清心火、清胃火，可以防暑降温。冬天有胃火、心火的时候也可以吃，但是需要知道病去即停，好了就停，3 天症状缓解，就可以不吃了。所以说这个小伙子，如果喝到第 4 天就停了，那就完全正确地通过食疗治了他的口臭。但是第 5 天、第 6 天以后，尤其 3 周以后寒凉对胃肠的刺激就可造成新的疾病的产生。对于很多慢性胃肠疾病，如果在大寒节气不能有效地预防就会很容易造成病情加重，甚至出现恶化。比如有些人有慢性溃疡，如果不注意防护，可能会发生胃穿孔，胃穿孔不是寒邪所造成的，但是寒邪绝对是一个促进因素。从这点来说，冬天防止胃肠道的寒邪是很重要的。

在这里说明一点，中医认为很多事情需要辨证地看待，中医讲究"三因理论"，就是因人、因时、因地用药。中医认为每个疾病的发生，根据人群、地区的不一样，用药也不一样。有这么一个病例：一位酒精性脂肪肝的患者，喝酒造成了脂肪肝，已经是重度了，但是他有酒精依赖性，认为冬天酒喝酒可以御寒、活血化瘀，于是这位病人在冬天喝了将近一个月的白酒，每天都喝，并且不吃药，最后造成了早期肝硬化。这说明了饮酒不当往往可以造成疾病。所以我们要辨证地看待养生，美酒佳肴都需要掌握度，根据自己的特点选择不同的养生方法才能有助于疾病的预防和治疗。

大寒节气，我们要保护胃肠，预防胃肠疾病，具体地，对于上文病例中的那个小孩，可以改变生活方式，在冬天也不吃冷饮，其他3个季节可以吃，但是要掌握量，控制总量。对于第2个病例，要考虑食物的四气五味，寒凉的东西以夏天吃为主，温热的东西以冬天吃为主，总之要掌握每个人的个体差异性。对于第3个病例，酒精性肝硬化的人，酒精性肝病的人不能喝酒，必须禁酒，哪个季节都不能喝。中医的养生一定要因人而异，一定要讲究辨证论治。我们一定要知道冬天养生的一些基本常识，只有这样才能安度冬天的这3个月。

4 大寒时节的养生要点

> 藏胃肠，养护胃肠"小建中汤"，运动要等太阳出。

大寒节气是中医养生的重要时节，此时正值冬春交替，天气忽而冰冷刺骨，忽而暖意融融。而脾胃对温度的感知又尤为明显，所以在大寒时节更应该注意对脾胃的养护。冬季养生重在藏，那么大寒时节，人们可以通过哪些有效的方法来藏胃肠呢？从中医的角度来说，在寒冷的冬季，适当地进行户外锻炼，不仅能抵御严寒，还能促进血液循环，增强身体抵抗力。中医讲大寒养生第一要"藏胃肠"，其实藏胃肠道得分两类人，对于健康人，在这个季节尽量注意保暖，饮食上别吃寒凉的东西。脾胃掌管消化吸收，胃主受纳，脾主运化，脾胃为气血生化之，也就是说，人体的所有的营养来源于脾胃的消化吸收，而破坏了后天之本的脾，会造成营养不良，进而影响各脏腑的功能。实际上作为健康人群，做到不暴饮暴食、不偏食、不挑食就可以了。对于有慢性胃病的人，尤其是脾胃虚寒的人，注意保暖很重要。唐代著名的中医学家孙思邈，在学医以后一直非常注重保护自己的肠胃。他用艾灸来促进脾胃健康，艾灸最主要的功能是可以起到温中散寒的效果。他主要灸的一个穴位叫足三里，这个穴位可使胃中的寒气得以消退。而胃最喜欢温暖，这个艾灸法既保护了胃肠又祛了寒邪。中医讲有胃气则生，无胃气则亡。所以，好的胃肠消化功能是长寿最主要的基础之一。《黄帝内经·灵枢经》说："灸则强食生肉"，也就说针灸可以增强消化吸收功能，可以使肌肉变得健壮，因为中医讲的脾其实还有脾主肌肉四肢的功能，四肢功能强健的基础一定是脾胃的消化吸收好。这是因为消化吸收把营养物质输送到全身，这样肌肉才能健壮，否则看着就比较瘦弱了。大寒节气，也要遵循保阴潜阳的食物原则，这时候可以适当地多吃补肾以及健脾的食物。健脾的食物如山药，既能补先天的肾，又能健后天的脾。健脾益气的食物，其实还有很多，比如扁豆、豌豆、红薯，这些都可以在养肾的基础上保护脾胃。总之，大寒节气保胃肠，饮食温热是关键，适度艾灸强食欲，肠胃安康保命长。

第二，养护胃肠"小建中汤"，提起小建中汤，一般的老百姓可能不知道，但是它对中医大夫来说赫赫有名，几乎每个人都用过。"小建中汤"是一味温中散寒、合力缓解的汤剂，由桂枝、炙甘草、大枣，白芍、生姜、饴糖六味中药组成。中医的方剂讲究君臣佐使，即主要用什么药，次要用什么药，有了君臣佐使，处方就会非常地合理、有科学性。比如小建中汤，里面的饴糖有温补中焦、缓急止痛的作用。还有白芍和炙甘草，对于胃肠系统的疾病和疼痛效果显著，在中医中经常使用，缓急止痛效果非常好。其中桂枝可以温中散寒，温阳气，所以桂枝在这个药方里就为臣药，而佐使药为生姜，其可以温中散寒，还有大枣，发挥了健脾、益气、养血的功效，从整个组方来说，配方严谨。所以治疗胃肠的疾病，名方小建中汤是一个很好的选择，对于脾胃虚寒的患者，治疗效果非常好。

第三，运动要等太阳出。寒冷的冬天我们需要坚持运动，但是运动的方法却不一样，运动的时间也是有讲究的。到了冬天，推荐太阳升起来的时候再开始运动，这样可以避免过冷的天气对人体的损伤，避免了因为天黑导致意外损伤的可能，也会减少冻伤和阴寒造成的疾病。当然，每个人体质不一样，建议老人更应该太阳升起之后再出门。另外，锻炼需要做好准备，因为老人的关节比较僵硬，肢体不太灵活，这时候受外伤或骨折的概率就比其他季节要高，出门以后太阳升起来了，路也看得清楚了，再多做准备活动，这样才能防止意外的发生。年轻人运动时应注意保暖，运动切不可因为出点儿汗就脱衣服，这样很容易着凉。关于大寒节气养生，讲完了这几点，归纳总结其要点为：大寒冬天尽，防寒保胃肠。

5 大寒时节推荐的药食同源方

大寒时节推荐的食疗药物及方子：

（1）桂枝

大寒时节药食同源的中药推荐为桂枝。中医推崇食疗治病，所以在这里推荐一个食疗方：当归桂枝羊肉汤，桂枝温阳气、温中散寒，当归活血养血，而加上温热性质的羊肉，又可以补血，所以这个方子适宜于血虚，或者手脚冰凉、四肢不温、阳虚的人。对于胃肠受寒的人也是适宜的，但是一定要辨证施膳，因人而异。没有胃肠虚寒的症状，或者是实性体质，热性体质的人，尽量还是少用或者不用。

（2）参苁蓉补肾汤

参苁蓉补肾汤组成：肉苁蓉、枸杞、人参、山药、去核红枣。肉苁蓉归肾、大肠经，可以补肾阳、益精血、润肠道。枸杞子养肝、滋肾、润肺。山药补脾养胃，生津益肺，补肾涩精，用于脾虚食少、久泻不止、肺虚喘咳的患者效果较佳。去核红枣味甘性温、归脾胃经，有补中益气、养血安神、缓和药性的功能，其性味平和，适宜多数人的体质。

（3）葛花蜂蜜解酒茶

葛花蜂蜜解酒茶：葛花10克，加300毫升开水，加盖焖泡，待水温降下来后调入适量蜂蜜即可。这道茶能解酒醒脾，喝酒前和酒后都可以喝一些。

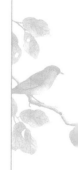